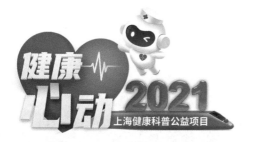

健康心动
用心爱心

上海市医学会 组编

钱菊英 主编

U0276804

复旦大學 出版社

序

　　随着社会快速发展，快节奏的生活和工作方式、不良的生活习惯、自然生活环境的变化等，导致亚健康状态人数增多，中青年过劳死、猝死的发生率也越来越高。《中国心血管病报告2018》指出，我国心血管病现患人数为2.9亿，死亡率居首位，占居民疾病死亡构成的40%以上。心血管病危险因素如高血压患病率年轻化、血脂异常患病率增加、吸烟人数增加等已成为重大公共卫生问题，对其防治刻不容缓。其根本原因还是医疗预防工作没有跟上，而预防工作的首要任务就是加强全民的医学科普教育。

　　医学科普教育是将医学科学知识、防病治病方法、医学保健措施和健康理念，通过多种手段和途径传播给公众，提高全民健康意识，提升健康素养，倡导健康生活。积极开展全民医学科普教育与健康促进知识宣传，把疾病预防、养生保健等知识传播给大众，能有效预防和控制疾病的发生，提高人们在突发公共卫生事件中的应急知识和应急处置能力，对于提升国民健康素养、推进健康中国建设具有重要意义。

近些年来，随着新媒体的发展，医学普及也有了更丰富灵活的方式，受众面更广，无论是充斥荧屏的"养生热"，还是手机终端漫天的"医学科普"，都反映出民众健康意识的觉醒。然而，面对良莠不齐的海量信息，普通民众有时难以分辨。更有甚者，一些打着医学科普旗号的"伪科学"大行其道，严重误导了民众。这种状况，一方面说明民众健康素养水平有待提高；另一方面则暴露出我国医学科普的"短板"。如何通过医学科普教育来提高全民健康素养已成为医疗卫生部门及全社会亟待解决的重要课题。

普及正确科学的医学知识，提升大众对常见病、多发病的预防保健意识，改善不健康的行为习惯是医务工作者的使命。除了治病救人，将健康科普宣教列为日常工作的一部分是非常有必要的。唯有对疾病早预防、早诊断、早治疗，才能建立健康导向型的疾病预防模式。

上海市医学会有着百年历史，始终以促进医学科技发展、医学知识普及为己任，一直以来坚持科普惠民的理念，致力拓展深化科普工作，努力让专业知识深入浅出的走向大众。大众不但需要让人心安的诊疗服务，同时还需要对疾病有初步的了解;不但需要克服面对心血管病时由于陌生而产生的恐惧,还渴望知晓常规治疗方法以及先进的手段。另外,鉴于现代医学已经进入到生物－心理－社会模式,患者和家属不但需要与医生一起面对疾病本身同时更需要人文关怀。做好医学科普并非易事,医学科普目前存在的最大问题是如何"接地气"。医务人员做科普时,有时很难逃脱专业思维和诊疗护理流程,习惯使用大量专业术语,采取专业讲课和宣教模式。这让科普知识的传播者和受众双方都很累,医生"上课"上得很辛苦,老百姓却听不懂。长此以往,不仅科普工作无法取得预期成效,还会让医患双方都产生挫败感。好的医学科普文章,应当准确、专业、独到,同时能让人愿意读、喜欢读、热爱读,这样才会记得住,才愿意遵循实施,才能取得实际成效。

本书集结了上海市医学会心血管病分会各位青年专家委员的心血,采取了框架式疾病一级目录、分类提问二级目录,以一问一答的方式,将医学知识与医务人员和患者的常见问题进行提炼总结,融入感情设置了卡通的哈特博士和患者老王,以生动活泼的形式将内容呈现给大众,就像在跟身边的朋友娓娓叙述每日家常,解决人们对一些常见疾病的困惑,告诉大众,不是拿"听别人说"作为标准，而是应该用"听医生说"作为标准。

书中的二维码，扫码即可观看对应知识的科普视频，更加直观易懂。这种新颖生动的科普形式，既能帮助读者了解心血管知识、推动心血管病的预防和治疗，而且有助于大众从侧面了解医务工作者的诊疗思考，有助于增进和谐的医患关系，也可以作为百科全书，如果遇到问题，可以及时翻阅解惑。

对很多人来说，心血管病疑难、复杂、危险。但实际上，大部分心血管病是可防可治的。希望本书能对人们解惑常见的心血管病有所帮助。这本科普书定不是枯燥和理论化的，而是可以让人们在不知不觉中领略医学魅力。

中国科学院　院士

上海市医学会　副会长

上海市心血管病研究所　所长

复旦大学附属中山医院　心内科主任

目　录

第一篇　心力衰竭（心衰）/ 1

第一章　心衰的定义和诊断 / 1

第二章　心衰的危害 / 14

第三章　心衰的治疗 / 20

第四章　心衰患者的自我管理 / 29

第二篇　早搏与快速性心律失常 / 35

第一章　早搏与快速性心律失常的定义和诊断 / 35

第二章　早搏和快速性心律失常的危害 / 55

第三章　快速性心律失常的预防和治疗 / 69

第四章　快速性心律失常的自我管理 / 82

第三篇　心房颤动（房颤）/ 91

第一章　房颤的定义和诊断 / 91

第二章　房颤的危害 / 101

第三章　房颤的治疗 / 113

第四章　房颤患者的自我管理 / 131

第四篇　缓慢性心律失常和起搏器 / 149

第一章　缓慢性心律失常的基本认知 / 149

第二章　缓慢性心律失常的治疗原则 / 157

第三章　什么情况下需要植入起搏器 / 164

第四章　起搏器类型和植入手术简介 / 171

第五章　起搏器术后注意事项 / 181

第五篇　心脏瓣膜性疾病 / 187

第一章　瓣膜病概述 / 187

第二章　瓣膜病的病因 / 192

第三章　瓣膜病的临床表现 / 194

第四章　瓣膜病的诊断和治疗 / 200

第六篇　先天性心脏病 / 205

第一章　先天性心脏病简介 / 205

第二章　房间隔缺损 / 210

第三章　室间隔缺损 / 216

第四章　动脉导管未闭 / 224

第一篇 心力衰竭（心衰）

第一章 心衰的定义和诊断

老王：什么是心衰？

心衰科普
小视频

哈特博士：心衰不是一种独立的疾病，它是各种原因导致心脏结构和（或）功能异常，引起心脏收缩和（或）舒张功能发生障碍，从而引发体循环/肺循环淤血和组织器官灌注不足的一种临床综合征。通俗一点来讲，人体的心脏就像个水泵，一边不断地将血泵出去，一边又要不断地将身体里的血"吸"回来。想要泵出去越多，心脏就得有足够的力量去把血挤出去，这个力量就是心脏的收缩力。但是，如果我们心脏里没有足够的血量，也就泵不出去多少血了。那么，想要保证心脏里有足够的血，就得充分地舒张，让血源源不断地“吸”回来，这个舒张的能力也就是心脏的舒张功能了。收缩或舒张功能出现问题都可以引起心衰。

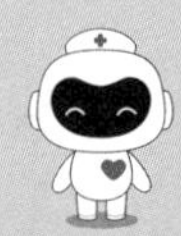

东方宝宝：总之，相当一部分心血管疾病最终都会出现心衰的。

老王：既然心衰是心血管疾病终末期的表现，那患者一定不会多吧？

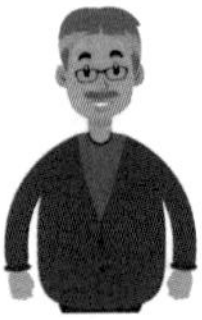

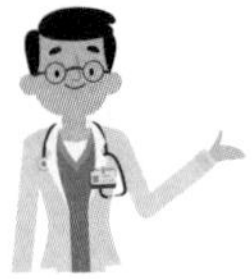

哈特博士：嗯，如果和高血压的患者人数相比，心衰患者确实要少很多。发达国家的心衰患病率为 1.5% ~ 2.0%，其中年龄 ≥ 70 岁人群患病率超过 10%。目前，我

国年龄 ≥ 35 岁的居民中，心衰患病率为 1.3%，即大约 890 万人患心衰。但是，我国拥有庞大的"心衰后备军"，上亿的高血压、慢性肾病、糖尿病患者，以及同样不可小觑的冠心病、心肌梗死人群。如果不对这个庞大的"心衰后备军"进行有效管控，心衰发病率与病死率仍会继续攀升。

老王： 我的身体出现什么变化，需要考虑发生心衰了呢？

哈特博士： 如果和以往的状态相比，你觉得明显力不从心，那就要小心了。

具体地说，以前你可以一口气上 5 楼，现在上 2 层楼就要休息一下了；以前你可以从菜场扛 10 千克粳米回来，现在买个菜走回来路上总要歇几次；这些都提示你的心脏功能可能出现问题了，心衰在悄悄地靠近你。如果你出现不能平睡，要垫好几个枕头；或者平卧就咳嗽，坐起来又明显好转；要警惕是否出现了心衰或心衰加重。还有些人，可能没有以上症状，但最近总是不想吃饭，体重还增加，小便次数或者小便量明显减少，脚踝或者下肢一压一个"凹陷"，这时也要警惕心衰可能。

东方宝宝：活动耐量降低、气促、咳嗽、端坐呼吸、纳差、尿少、体重增加、下肢水肿，这些都可能是心衰的表现哦！

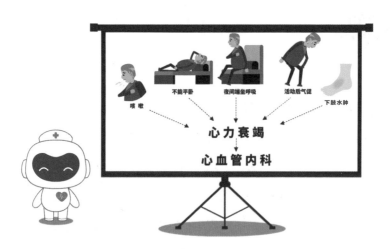

咳嗽、不能平卧、夜间端坐呼吸、活动后气促、下肢水肿，这是心衰的表现，应该挂心血管内科号

老王：我父亲当年是因为心衰去世的，我是不是也会得心衰呢？

哈特博士：这个倒不一定，心衰关键看临床病因。有些引起心衰的疾病是可以遗传的，特别是一些基因变异导致的心肌病，如果家里多个成员患有同一种心肌病，并且最终因为心衰去世，子女和晚辈就得特别引起注意了。另外，尽管大部分引起心衰的疾病比如高血压、冠心病并没有明确的遗传性，但是很多家庭的生活习惯却有一定的相似性。比如，喜欢吃咸的、重油的，这样就会导致家庭中多个成员患高血压、冠心病，甚至发生心衰的概率就会增加。

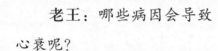

东方宝宝： 如果多名家族成员因为心衰去世，建议好好查病因，必要时查一下基因哦！

老王： 哪些病因会导致心衰呢？

哈特博士： 引起心衰的病因很多，主要分为心肌病变、心脏负荷异常和心律失常。心肌病变又包括原发性心肌损害和继发性心肌损害。原发性心肌损害主要是指冠心病导致的心肌缺血、心肌炎、扩张型心肌病、遗传病（肥厚型心肌病、心肌致密化不全等）引起的心肌损害；继发性心肌损害主要包括代谢性疾病［糖尿病、甲状腺功能亢进（简称甲亢）］、系统性浸润性疾病（心肌淀粉样变性）、结缔组织病、心肌毒性药物损害等引起的心肌损害。心脏负荷异常分为前负荷和后负荷异常。前负荷异常主要见于二尖瓣狭窄、心脏压塞、限制性心肌病、缩窄性心包炎等疾病；后负荷异常包括压力负荷过大，如高血压、肺动脉高压、主动脉瓣狭窄等疾病；以及容量负荷过大，如心脏各个瓣膜关闭不全、先天性心脏病、慢性贫血、甲状腺功能亢进等。心律失常是指心脏跳得不规律，造成血液不能有效射出，不能为全身各器官组织提供血流，像我们平时经常听到的心房颤动（简称房颤）、频发室性早搏（简称室早）等，时间久了也可导致心衰。

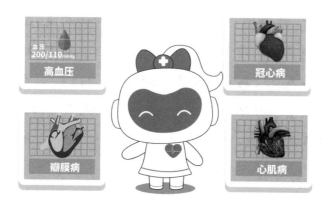

高血压、冠心病是心衰最常见的病因

老王：我有慢性心衰，平时都挺稳定的，什么情况下会突然加重呢？

哈特博士：你说的这种情况其实就是急性心衰发作，或称为慢性心衰急性发作。引起急性心衰的原因有很多，最常见的包括：血压显著升高、急性冠脉综合征、心律失常、急性肺栓塞等。另外，各种急性感染、贫血、肾功能恶化、手术、妊娠、药物（如化疗药物、非类固醇类抗炎药、皮质激素、负性肌力药物）、劳累、情绪激动、治疗依从性差（不恰当地减量停用药物）等都可能诱发心衰。

东方宝宝：总之，原来有慢性心衰的患者，一定要悠着点，一点风吹草动就可能引起心衰加重。

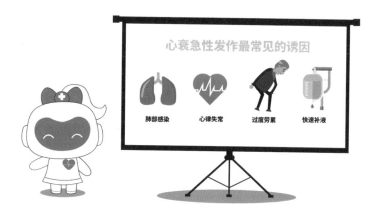

肺部感染、心律失常、快速补液、过度劳累则是心衰急性发作最常见的诱因

老王：医生说我患有慢性心衰，出现什么症状提示心衰加重，我需要去医院了？

哈特博士：当你觉得最近状态没有前一段时间那么好了，可能就意味着心衰加重了，建议你去找心衰专家评估一下。如果你觉得最近有呼吸困难，特别是轻微活动就有气促，夜间阵发性呼吸困难、不能平卧、端坐呼吸等症状；或者烦躁不安、胃口明显减退、腹部增大、下肢水肿加重、体重增加等表现，建议尽快就医。如出现咳粉红色泡沫痰、神志淡漠、四肢湿冷等表现时，表明患者处于一个很危险的状态，赶快呼叫"120"送到医院！

东方宝宝：慢性心衰患者病情发生变化的时候，请尽快联系你的医生，千万不要在家"熬"。

老王：想要知道自己有没有患心衰，需要做哪些检查呢？

哈特博士：当你因为气促、下肢水肿等症状前往医院就诊，医生会给你安排一系列检查，来明确你是不是患有心衰。最常用的检查手段是心脏彩超和脑钠肽（BNP）、氨基末端脑钠肽前体（NT-proBNP）水平检查，其他检查还包括心电图、胸片等，通过以上检查，可以初步明确或者排除心衰。如果明确诊断为心衰，还需要进一步确定引起心衰的病因，需要完善的检查可能包括：血常规、心肌酶、血糖、肝功能、肾功能、血脂、冠脉CT血管成像（CTA）或冠状动脉造影、心脏磁共振成像（MRI）、核素心肌灌注和（或）代谢显像检查，甚至心肌活检、基因检测等。

 东方宝宝：当然，并不是每个患者都要做那么多检查的，专科医生会根据你的情况，来决定必要的、有助于诊断的检查。

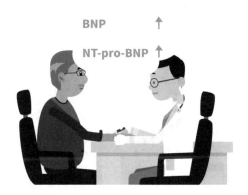

老王：心衰严重程度该如何判断？

哈特博士：我们通常会使用纽约心脏学会心功能分级（NYHA分级）来评估患者心衰严重程度，共分为4级。Ⅰ级：体力活动不受限，日常活动不引起过度的乏力、呼吸困难或心悸。Ⅱ级：体力活动轻度受限。休息时无症状，日常活动即可引起乏力、心悸、呼吸困难或心绞痛。Ⅲ级：体力活动明显受限，休息时无症状，轻于日常的活动即可引起上述症状。Ⅳ级：不能从事任何体力活动，休息时亦有充血性心衰症状，任何体力活动后加重。Ⅰ级最轻，Ⅳ级最严重。

东方宝宝：这个有点专业，我教大家一个简单点的办法。一口气不带喘的能上3层楼梯，你的NYHA心功能就是Ⅰ级；一口气能上3楼，但是明显感到气短的，心功能为Ⅱ级；如果平地走也感觉气短乏力的，心功能为Ⅲ级；歇着不动都感觉气不够用的，那就是心功能Ⅳ级了。

老王： 去看心衰门诊，医生有时让我做6分钟步行试验，为什么呀？

哈特博士： 6分钟步行试验是一项简单易行、安全方便的试验，可用以评定慢性心衰患者的运动耐力。不需要太多的场地，只要有30米长度平直的走廊，就可以完成。试验时，要求患者在平直走廊里尽可能快地行走，测定6分钟步行的距离，若6分钟步行距离＜150米，表明为重度心功能不全；150～425米为中度；426～550米为轻度心功能不全。本试验除用以评价心脏的储备功能外，也可以评价心衰治疗的疗效。

第二章　心衰的危害

老王：我患了心衰，为什么总是咳嗽呢？

哈特博士：那是因为心脏的问题影响到了肺脏。心衰后，左心室收缩或舒张能力降低，往全身供血的力量不够，左心腔内会剩余一部分血，本来经过肺循环供给心脏的血就送不出去了，这样一来，血液就堆积在肺里面了，肺就很"辛苦"。肺里面的液体多了，患者就开始咳嗽了，严重时有的还会咳出粉红色泡沫样痰，其实罪魁祸首还是"心衰"。

老王：为什么得了心衰以后，我的胃口不如以前了？

哈特博士：从消化的角度来说，胃肠蠕动差了，消化吸收能力下降了。有人会好奇，心衰和胃口有什么关系呀？！心脏像"水泵"一样，源源不断地抽"水"，然后再往外排出来。当这个"泵"没有力气了，全身"静脉血"上不来，混有氧气的"动脉血"排不出去。这下可麻烦了，上不来的"静脉血"在胃肠道和肝脏中潴留形成了"胃肠道淤血"和"肝淤血"，胃肠道蠕动变差，破坏胃肠道黏膜，吸收能力也变差了，甚至形成腹腔积液，抢夺了胃肠道的空间。同时，排不出去的"动脉血"让消化器官营养不良。长此以往，即使是喜欢吃的东西也都没胃口了。

老王：最近我的脚有些肿，有时候早上起来颜面也有些肿，有人说我肾脏有问题，也有人说是心脏问题，到底是什么问题呢？

哈特博士：心脏或者肾脏有问题都可以引起水肿。如果你本身有心脏病或肾功能不全这样的情况，水肿原因多倾向于这种疾病导致。如果之前不知道有啥疾病，突然就肿起来了，那咱们要好好分析一下：首先，如果水肿从双侧小腿开始，最近稍微运动一下，散散步就会心慌、胸闷、呼吸困难，那咱们得考虑心衰；如果一觉醒来，怎么两侧眼睑都肿了，有的手脚都肿起来了，按压凹陷还比较明显，越松软的部位肿得越明显，小便里有泡沫，泡沫还不容易破裂，去医院查血肌酐、尿素氮、尿蛋白、尿红细胞也不太正常，很可能是肾病导致的水肿。

东方宝宝：如果自己无法鉴别是哪个器官出了问题，早点来找哈特博士。

老王：听说心衰能"治愈"高血压，真的吗？

哈特博士：有的心衰患者说自从确诊了心衰，血压控制的越来越好了，其实这未必是一件好事，很可能是心衰加重了。血压其实是流动的血液对血管壁的压力。当血管里的血液减少时，血压也会相对降低。心衰患者由于心脏的输出量下降，血压自然降低了，但是实际上血液淤积到全身组织器官中的体液更多了，患者病情可能在恶化，要谨慎看待心衰患者的高血压好转。

东方宝宝：长期高血压的患者，突然血压"正常"了，要警惕心衰可能。

老王：心超检查报告我的射血分数是正常的，为什么医生还是说我得了心衰？

17

哈特博士：那得听我说说心脏是怎样工作的。心脏的工作简单来说分为两步：一步是收缩时把血液泵出去，另一步是舒张时把血吸进来，完成了身体的整个血液供给。射血分数，通俗地讲就是心脏每次能泵出血液的百分比；射血分数越高，泵出的血流量越多，供给全身的血液也就越多。但是，如果我们的心脏舒张功能受损，心脏吸进来的血量就不够多，即使泵血的百分比很好，也不能泵出足够的血，这时候也会产生心衰症状。因此，心衰按照射血分数不同，分为射血分数降低的心衰（HFrEF）、射血分数中间状态的心衰（HFmrEF）、射血分数保留的心衰（HFpEF）。如果心超检查射血分数正常，但是平时轻体力活动后就有胸闷、气喘，心电图或者胸片或者心脏超声有些异常，比如心室肥厚、心房扩大等问题，同时查BNP/NT-proBNP升高明显，可能你属于射血分数保留的心衰。所以射血分数只是心衰的评价指标之一，不能唯射血分数论。

老王：心衰很可怕吗？
我听说心衰比癌症病死率
还高？

哈特博士：心衰是挺可怕的。简单概况一下，它有"三高一低"。①高病死率：慢性心衰患者，5年病死率约50%，高于很多恶性肿瘤如恶性淋巴瘤、大肠癌及乳腺癌等。重症心衰患者，1年病死率就超过50%，高于绝大多数恶性肿瘤。②高医疗费用：心衰患者年均的治疗费用比较高，特别是不正规治疗的患者，会反复住院，给家庭带来一定的负担。③高危因素多：导致心衰发生的基础疾病患者基数大，心肌梗死、冠心病、心脏瓣膜病、扩张型心脏病、高血压、糖尿病、肾脏病等都是发展成心衰的高危因素，而这类人群基数较大，如果控制不佳，很容易发展为心衰，而且预后不良。④低生活质量：心衰患者的生活质量下降严重，常见的表现有：患者食欲、食量均下降；长期咳嗽、喘息、胸闷；夜间憋闷症状严重影响患者睡眠；乏力，行走受限，这些症状使得患者的日常生活、工作、运动受限。

东方宝宝：心衰可怕，但是心衰可防、可控、可治，一定要尽早诊断，尽早治疗，坚持治疗。

第三章　心衰的治疗

老王：得了心衰，就"被判了死刑"吗？

哈特博士：心衰不是单一原因导致的疾病，而是各种原因导致心脏泵血的功能受到影响的状态，常常是各种心脏疾病的终末表现。虽然心衰是心血管疾病最重要的直接死因，但是得了心衰并不等于"被判了死刑"。大部分心衰患者通过规范治疗可以明显改善症状，延长寿命；部分心衰患者通过治疗病因，甚至能够基本恢复正常。比如，心动过速性心肌病导致的心衰，通过治疗心动过速，心衰常常能够逆转。

东方宝宝：当然，如果你能在心衰还没出现症状就开始纠正病因，预后就更好了。

老王：我们要怎样对付心衰呢？

哈特博士：要做好防控的每个环节。从避免感冒、过度劳累等诱因，到及时就诊，规范用药，监测管理好饮食、饮水量和体重的变化，每一个环节都不可马虎。特别需要强调在病情稳定的时候仍然需要规范用药，心衰治疗的基石就是规范、足量应用能改善心衰预后的药物。当心衰到了一定程度，我们还有非药物治疗手段，比如心脏再同步化治疗（CRT）、植入型心律转复除颤器（ICD）、心室辅助装置治疗及心脏移植等。总之，对付心衰的手段很多，但是患者自己重视、上心，能好好配合医生进行长期疾病管理和治疗是最重要的。

老王：治疗心衰的药物都是要吃一辈子的吗？

哈特博士：治疗心衰的药物分两种：一种是有助于缓解症状的药物，比如利尿剂、血管扩张剂或强心剂；还有一种是有助于延长生存期的药物，包括血管紧张素受体脑啡肽酶抑制剂（ARNI）、血管紧张素转化酶抑制剂（ACEI）、血管紧张素Ⅱ受体阻滞剂（ARB）、β受体阻滞剂、醛固酮拮抗剂、钠－葡萄糖共转运蛋白2抑制剂（SGLT2i）、窦房结If通道抑制剂、新型可溶性鸟苷环化酶激动剂。第一种只在症状明显或加重时服用，而第二种则需要长期、足量服用。当然，心衰药物的使用，最好在医生指导下服用和调整。

老王：是不是所有心衰患者都要长期服用利尿剂呢？

哈特博士：前面说过，心衰的根本问题是心脏的泵血能力无法满足身体需求，导致血液积聚在静脉和肺内，利尿的目的就是减少淤滞的血液容量，减轻心脏负担。并不是所有心衰患者都需要长期服用利尿剂，无液体潴留的症状及体征的患者是不应该用利尿剂的。但绝大多数的心衰患者都存在或存在过体液潴留的问题，对大多数心衰患者来说，利尿剂中的螺内酯（安体舒通）等能够改善预后，也是基础治疗之一。如果气喘或下肢水肿加重，提示体液潴留加重，通常需要加用或加量利尿剂。利尿剂的使用建议在医生指导下进行。

老王：我心跳不算快，为什么医生还让我吃减慢心率的药呢？

哈特博士： 心脏跳得越快，心脏耗费的氧就越多。但是心衰患者的心脏通常处于相对缺氧状态，氧耗量越大，对心脏就越不利。这就好比一匹马已经生病了，如果还让它快跑的话，它就活得短，病马需要休养，而心脏的休养除了我们要减少劳累以外，还可以用药物让它跳得慢一点。正常人心率在 60 ~ 100 次 / 分属于正常范围，但是心衰患者，我们希望他的心脏跳得慢一些，多休息一会，所以心衰患者的心率管理目标是静息状态下 60 次 / 分。从药理学作用来讲，降低心率的药物如美托洛尔等，具有抑制交感神经的作用，降低猝死风险，可以显著提高心衰患者的生存率。

东方宝宝： 记住，心衰患者的心率目标是：静息心率 60 次 / 分。

老王：我血压不高，为什么医生还让我吃降压药呢？

哈特博士：降压的道理和心率一样，血压越高，对心脏来说负荷越重，耗氧量越大，越不利。但是给心衰患者服用有降压作用的药可以说主要不是为了降压，所以即使血压不高的心衰患者，为了改善长期预后，也要服用。血管紧张素受体脑啡肽酶抑制剂、血管紧张素转化酶抑制剂、血管紧张素Ⅱ受体阻滞剂、β受体阻滞剂可以归类于降压药，但是用于心衰患者，主要是对抗心衰患者交感神经及肾素－血管紧张素系统的持续激活和过度损害，延长心衰患者的生命。特别注意的是，这类药物要逐渐增加到目标剂量或者能够耐受的最大剂量，并长期维持，这样才能减少心衰患者急性加重住院的概率，最大限度地延长心衰患者的寿命，尤其不能随意减量或者停药。

老王：我的心跳不慢，为什么医生建议我装起搏器？

哈特博士： 心衰患者装起搏器，往往不是因为心跳太慢，通常有两种情况需要安装"起搏器"：一是有一部分心衰患者，左心室与右心室的跳动不够同步，滞后明显的时候（可通过从普通心电图、特殊心超来判断）就会影响心脏泵血的协调性，进一步降低心脏功能，需要在心脏左、右心室放置两个起搏电极，让左、右心室同步起来，这样就能明显改善心衰，这种治疗叫做"心脏再同步化治疗"；还有一种情况是严重心衰的患者反复出现恶性心律失常，需要在心脏内安装"植入型心律转复除颤器"，当发生恶性心律失常的时候，带除颤功能的起搏器就会在心脏里面给心脏来一个电击，帮助心律重整。这种除颤器同时也有起搏功能，但不是普通的起搏器。

老王：怎样的情况下要做心脏移植？有没有人工心脏呀？

哈特博士：受制于移植供体和移植费用的高昂，以及移植后可能出现排异等并发症，心脏移植通常作为晚期心衰的非常规治疗手段，但是心脏移植成功的患者术后存活超过 10 年的比例超过 60%，是创造奇迹的治疗手段。人工心脏的研发一直没有停止过，但是到目前为止，永久性人工心脏移植手术还不成熟。心室辅助装置是一种比较成熟的装置，通常作为等待心脏移植的过渡，甚至可用于长期治疗。

老王：心衰治疗还有新的希望吗？

哈特博士：随着科技的进步和医药研究的积极开展，不断有新的治疗手段出现。近几年心衰领域涌现出多个能够改善 HFrEF 心衰预后的新药，包括血管紧张素受体脑啡肽酶抑制剂、钠－葡萄糖共转运蛋白 2 抑制剂、新型可溶性鸟苷环化酶激动剂维利西呱等，非药物治疗领域也在不断进步。相信今后还会有更多具有广泛应用前景的有效治疗手段出现。

第四章　心衰患者的自我管理

老王：心衰患者需要限盐吗？

哈特博士：相信心衰患者都听到过这个名词"钠水潴留"，意思是体内钠多了，水就潴留在身体里了。因此，心衰患者需要清淡饮食，不宜过量摄盐。当然，根据心衰程度不同，对钠盐的限制也是不一样的。轻度或稳定期时不主张严格限制钠摄入；稍微活动就有症状的心衰患者建议限制钠摄入 <3 克 / 天；心衰急性发作伴容量负荷过重时，限制钠摄入 <2 克 / 天。

老王：心衰患者如何饮水?

哈特博士：轻、中度心衰患者不需要常规限制液体，严重心衰患者限制摄入液体量每天 1.5 ~ 2.0 升，这里指的液体量包括饮水、粥类、汤类食品等，分次少量摄入为好。同时要多观察和记录尿量、体重。心衰稳定期摄入的液体量和尿量应该基本持平。

东方宝宝：心衰患者要一口口慢慢饮水，千万不要一口气喝下一大杯水。

老王：心衰患者如何管理体重？

哈特博士：心衰患者应该每天同一时间、同一条件下测量并记录体重，这样才能及时发现体液潴留的情况。如果发现体重短期（3天）内增加2千克以上，说明你的心衰病情加重了，建议找心衰专家就诊。

老王：心衰患者还可以运动吗？

哈特博士：绝大部分心衰患者是可以运动的，但要注意循序渐进、量力而行。对于胸闷、气促、不能耐受日常活动的急重症心衰患者，应严格限制体力活动，让家人帮助多做被动运动以预防深静脉血栓、肌肉萎缩等。病情稳定后，需要逐渐适量增加运动量，但一定需要在医生或专业人士的指导下，根据个人情况制订运动方案。散步、慢跑、骑车、打太极拳、游泳都是心衰稳定期患者可以进行的运动。但是不建议心衰患者进行负重训练，比如，哑铃、撸铁等运动。

东方宝宝：请记住，现在很多医院都开设了心脏康复门诊，可以为你提供更加专业的运动指导！

老王：什么情况下我要赶紧去医院就诊？

哈特博士：如果出现疲乏加重、呼吸困难加重、咳嗽伴泡沫痰、活动耐量下降、静息心率增加 ≥ 15 次 / 分、水肿（尤其是下肢）再现或加重、体重增加（3 天内突然增加 2 千克以上）时，应及时就诊。另外，有心衰病史的育龄女性，一旦发现怀孕，请及时咨询专科医生。

东方宝宝：千万不要抱以侥幸，严重心衰患者怀孕有可能会导致严重后果。

老王：经过治疗，现在自我感觉良好，是不是可以不去医院，一直吃医生以前开的药？

哈特博士：治疗心衰的药物常常需要根据患者的情况进行调整，没有不适感觉就一直不随访其实是很危险的。心衰患者即使没有症状，也需要定期随访BNP/NT-proBNP、血常规、电解质、肝肾功能、血糖、血脂和血压、心率、心电图、心超、动态心电图等，并根据情况及时调整药物。现在很多医院都开设有心衰专病门诊，建议心衰患者出院后规律性地在2周、1个月、2个月、3个月各随访1次，度过心衰易损期后一般建议每3个月随访1次。

东方宝宝：心衰患者一定要坚持定期随访，遵医服药，千万不要"凭感觉"自己调整药物。

老王：自从患了心衰，我总感觉力不从心，是不是需要"食补"？

哈特博士：心衰患者是不是需要"食补"，需要根据你的营养状况区别对待。

对于体重超标的心衰患者，不仅不需要补，还需要"吃少点"，减轻体重，给心脏卸掉负担；如果体重正常，捏上去身上肌肉也比较紧致，正常饮食就可以了。但是，对于高龄、体重不达标、肌肉松松的心衰患者，就需要适当的补充一些营养，主要是蛋白质的摄入，建议每千克体重每天摄入 1.0～1.5 克蛋白质，其中优质蛋白达到 50%（鱼、肉、蛋类），并均衡分配到一日三餐中。如果进食比较困难，也可以适当给予蛋白粉等制剂，同时还建议补充一些维生素制剂。

第一章　早搏与快速性心律失常的定义和诊断

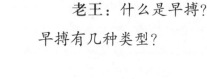

老王：什么是早搏？

早搏有几种类型？

哈特博士：早搏是过早搏动的简称，是窦房结以外的异位起搏点（心房、心室、房室结区）提前发出激动所致，也称期前（期外）收缩，可发生于正常人，如过度吸烟、饮酒、喝浓茶、情绪激动和发热等均可诱发。常见于多种心脏疾病如冠心病、急性心肌炎、心肌病、甲状腺功能亢进性心脏病等，洋地黄类药物、锑剂、奎尼丁、氯仿等毒性作用，低血钾、心脏手术或心导管检查等均可引起。早搏可分为房性、房室交界性和室性 3 种，其中以室性早搏最为多见，其次为房性、交界性。

东方宝宝：简单来说，早搏就是过早搏动，但是一旦出现早搏不可以掉以轻心。

老王：什么是快速性心律失常？

哈特博士：心律失常就是指心跳失去正常的频率，快速性心律失常是指心室率每分钟＞100 次。

老王：快速性心律失常有哪几种类型？

哈特博士：快速性心律失常包括过早搏动（房性、交界性、室性），阵发性心动过速（室上性、室性），扑动与颤动（房性、室性），预激综合征。

老王：窦性心动过速是一种病吗？

哈特博士：在绝大多数的情况下，窦性心动过速是一种代偿性现象。生理、病理情况或者外界刺激，均可导致窦性心动过速。窦房结是心律的发源地，机体神经体液系统调控和驱使着窦房结，它们像一根小鞭子，抽打着窦房结，快干！快干！快干！让它快一些，让心脏跳得快一些。

在绝大多数情况下这是一种生理的代偿，或者是疾病的代偿，不属于临床意义的心律失常疾病。

绝大多数情况下不必用药物把窦性心动过速压下去，只有在患者出现明显的症状，病理性因素不容易控制或去除时，我们才考虑使用药物等方式进行治疗。

东方宝宝：如果出现了窦性心动过速，不要过于焦虑，紧张。分析原因，只有在有症状或病理情况下才需要做适当的干预和治疗。

老王：什么是阵发性室上性心动过速？

哈特博士：临床上，通常表现为"突发突止"的心动过速。从发生机制上看，阵发性室上性心动过速是指起源于心房或房室交界区的心动过速，大多数是由于折返激动所致。

东方宝宝：通俗讲就是因为心脏里长了一条或多条多余的"电线"，因此会不定期地发生"短路"，"短路"时往往表现为突发突止的心慌（心动过速）。

老王：房室结双径路是如何引起心律失常的？

哈特博士：房室结双径路，就是房室结内存在两条纵向分离的传导径路。一条是快径路，传导速度快，但是不应期长；另外一条是慢径路，传导速度慢，但是不应期短。两条径路的近端和远端都有共同通道，这样就可以组成一个完整的环路，可以引起心脏激动的折返，导致阵发性室上性心动过速的发生。

老王：什么是预激综合征？

哈特博士：预激就是预先激动心室的意思。正常人的心房激动传导到心室时会有一个时间延搁，靠一个叫做房室结的东西来控制。预激综合征指的就是在房室结之外，又多了一个绕行房室结直接连接心房和心室的"电路"，这个电路就可以导致心房的电活动直接预先激动心室（没有时间延搁）。预激综合征是引发阵发性室上性心动过速的常见原因。

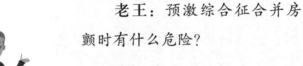

老王：预激综合征合并房颤时有什么危险？

哈特博士：这个要特别当心，有发生晕厥和心脏猝死的风险。预激综合征是窦性激动，由于旁道加速房室传导，使一部分心室肌预先激动，当心室的激动通过旁道逆传到心房时，恰逢心房肌在前次激动的易损期，即可引起房颤。预激综合征合并房颤，可见于器质性心脏病，但更多见于健康人。此类房颤的心室率较一般房颤的心室率为快，易演变为心室颤动（简称室颤），甚至猝死。据统计，预激综合征合并房颤演变为室颤的比例高达14%。因此，预激综合征合并房颤应视为有致命的心律失常，需要及时做出正确诊断和实施有效的紧急处理。

东方宝宝：如果有预激综合征的话，一定要小心房颤的发生，一旦有不舒服的情况，要及时找医生处理。

老王：什么是房性心动过速？

哈特博士：正常心脏搏动起源于窦房结，但是房性心动过速时起源点在心房，且频率较快，传到心室以后，形成心室率过快。也就是异位兴奋点在心房处的心动过速。

东方宝宝：一般状态下，房性心动过速是良性过程，不会引起特别恶性的心律失常，除非有其他的一些问题。

老王：什么是室性心动过速？

哈特博士： 这是较为危险的心脏电活动信号，通常发生于有严重或终末期心脏病患者。起源于希氏束以下的心动过速，连续出现 3 个或 3 个以上的室性早搏称为室性心动过速（简称室速），各种器质性心脏病的患者，特别是冠心病、心肌病、心衰患者都会出现室速。

老王： 什么是心室扑动、室颤？

哈特博士： 这是非常危险的心脏电活动信号。通常发生于有严重或终末期心脏病患者，患者可发生心脏骤停和心源性猝死。心室连续、迅速、均匀的以每分钟 240 次以上的频率发放电活动，称为心室扑动（简称室扑）。假如心室发放的兴奋很迅速并且没有规律，就叫室颤。室颤的频率可在每分钟 250 ~ 600 次。

老王：先天性快速心律失常有哪些（什么是 Brugada 综合征、先天性长 QT 综合征、短 QT 综合征）？

哈特博士：Brugada 综合征是常见的一种遗传性心脏离子通道病。由于编码心肌离子通道基因突变引起离子通道功能异常而导致的综合征。临床上心电图可间断性或持续发生特征性改变，心脏结构无明显异常，多形室速或室颤和晕厥的反复发作和心脏性猝死为特征。

先天性长 QT 综合征：长 QT 综合征为心肌细胞膜离子通道功能异常，诱发尖端扭转性室速的一类疾病。临床表现无特异性，为年轻人猝死的常见原因。

先天性短 QT 综合征：一种常染色体显性遗传的心电失调临床综合征，是以缩短的 QT 间期（一般≤300毫秒）、心室或心房有效不应期明显缩短、胸导联T波对称性高尖、反复发作晕厥和心脏性猝死、心脏结构无明显异常为特点的临床综合征。可见于各年龄段，男女皆可发病，猝死常见于年轻人，其死亡风险伴随终身，在婴幼儿中也比较常见。

老王：正常人能感觉到心脏的跳动吗？

哈特博士：一般来说，正常人感受不到自己的心跳，听不到自己心跳的声音的。如果突然感受到自己的心跳，那么可能有两方面原因，一方面是非心脏的因素，比如睡眠质量不好、紧张、焦虑、压力或惊吓等应激因素，或者是个人体质原因，比如说身体偏瘦等；另一方面是心脏的因素，比如心律失常和其他心脏病。

东方宝宝：如果你突然感觉到自己心跳的话，不要惊慌，要先看看有没有非心脏的因素，如果有的话，尽量避免诱因，调整睡眠姿势就好；如果没有，就要去医院就诊排除心脏的原因。

老王：有什么样的症状提示我有可能患有快速性心律失常疾病呢？

 哈特博士：快速性心律失常以心慌、心跳加快、胸闷为主要表现，严重时可能会出现呼吸不畅、浑身发抖、身体寒冷，甚至晕厥等症状。

 东方宝宝：当你突然有这些症状发作的时候，就要当心心律失常的发生，尽早就医哦。

老王：摸脉搏能发现心律失常吗？

哈特博士：健康人在休息状态下，心脏每分钟的跳动在 60 ~ 100 次。然而在每一次心脏跳动的时候，都会转化成为脉搏中的一次搏动，因此绝大多数情况下，每分钟脉搏跳动的次数实际上就是每分钟后心脏跳动的次数。所以，通过给自己摸脉就会对心脏跳动情况有个初步的了解。例如，休息时每分钟脉搏跳动高于 100 次，表明可能存在心动过速了，而低于 60 次 / 分则表明可能存在心动过缓，这两种情况都是需要到医院做进一步检查的。

东方宝宝：脉搏是心脏跳动的晴雨表，通过脉搏能够及时发现心脏跳动的异常，后者的学名叫做"心律失常"，是一大类非常常见的心脏疾病。

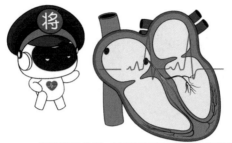

每分钟发放60~100次电脉冲带着心脏跳动

老王：快速性心律失常时自测脉搏有什么表现？

哈特博士：脉搏跳动极不规律，时快时慢、强弱不一有可能是房颤；自己用手摸脉搏感觉不连续，有长的间歇，同时感到心里难受，感觉一次很强的心脏跳动，然后有一段停顿，或心跳如坐电梯突然下降的感觉，这可能是早搏或是房室传导阻滞。早搏若每分钟超过5次，即使没有心脏病的健康人也要引起注意，要及时就医、积极治疗。根据早搏发生的部位可分为房性、房室交界性和室性早搏，室性早搏最多见。只要有早搏，就建议积极就诊，明确类型和数量。

 东方宝宝：如果自测脉搏有异常的话，一定要引起重视，去医院找医生是最正确的选择。

老王：做哪些检查能够诊断我得了快速性心律失常呢？

 哈特博士：普通心电图、24小时动态心电图和心脏彩超是常用的检测手段，有助于对快速性心律失常做出初步诊断和病因筛查。心电图是诊断心律失常最重要的一项无创性检查，心律失常发作时可以通过心电图检查表现出来，并且心电图检查便捷、便宜，所以在判断心律失常时有做心电图的必要。

老王：什么是 24 小时动态心电图？

哈特博士：动态心电图是一种可以长时间连续记录并编辑分析心脏在活动和安静状态下心电图变化的方法，又称 Holter 监测。常规心电图只能记录静息状态短暂仅数十次心动周期的波形，而动态心电图于 24 小时内可连续记录多达 10 万次左右的心电信号，可提高对非持续性异位心律、一过性心律失常和短暂的心肌缺血发作的检出率。近年来，已有超长时程的植入式心电记录器在临床的应用，监测时间可达 6 个月甚至更久，可自行启动、检测和记录心律失常。

东方宝宝：24小时动态心电图是检测心脏疾病很重要的一种检查手段呢。

老王：总是感觉心慌，一定是快速性心律失常吗?

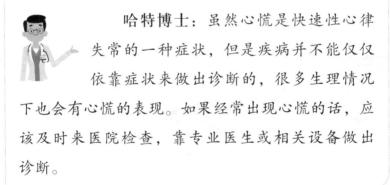

哈特博士：虽然心慌是快速性心律失常的一种症状，但是疾病并不能仅仅依靠症状来做出诊断的，很多生理情况下也会有心慌的表现。如果经常出现心慌的话，应该及时来医院检查，靠专业医生或相关设备做出诊断。

东方宝宝：一旦感觉不适，尽早就医也可以消除自己的疑虑。

老王：我有冠心病，快速性心律失常是冠心病引起的吗？

哈特博士：心律失常是器质性心脏病的常见并发症，冠心病可以引起心律失常，但是具体要了解心律失常的发生机制，还是要做进一步的检查来明确。

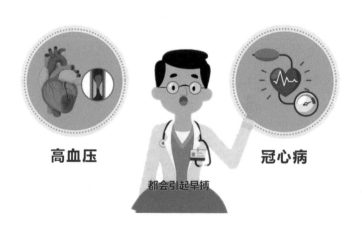

高血压　　都会引起早搏　　冠心病

老王：食管调搏是如何进行的？

哈特博士：食管调搏是安全无创的心脏电生理检查技术。方法是将食管电极经鼻腔送入食管的心房水平，可记录心室与心房电活动，并能进行心房快速起搏或程序电刺激。

老王：心脏电生理检查有什么作用？

哈特博士：心脏电生理检查是评价心脏电功能的"金标准"。可以在自身心律或起搏心律时，记录心内电活动，分析其表现和特征加以推理，做出综合判断。主要目的是对心律失常进行诊断，或在此基础上对心律失常进行治疗。

心脏电生理检查主要用于有症状而心电图和动态心电图不能明确诊断的患者，心脏电生理检查既能明确诊断，同时还能指导药物和导管消融治疗。

老王：智能手表或者手环能帮助我明确快速性心律失常的诊断吗？

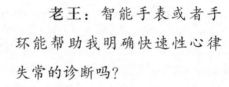

哈特博士：智能手表或者手环可以测量心率，是目前比较流行的心电健康监测和心律失常筛查工具，但是如果要诊断疾病的话，还是要依靠临床专业医疗器械和专科医生做出诊断。

东方宝宝：一定要更加相信医院医生的判断和精密仪器的检查哦。

第二章　早搏和快速性心律失常的危害

老王：早搏和快速性心律失常危害大吗？通常有哪些后果？

哈特博士：心律失常是指由于心脏活动的起源和（或）传导障碍导致心脏搏动的频率和（或）节律不正常，可表现为心脏搏动的过慢、过快或不规则。按照发作时心率的频率划分，可分为快速性和缓慢性心律失常。快速性心律失常包括早搏、心动过速、扑动和颤动。快速性心律失常中，早搏是最常见的，大多数人的早搏不会发生不良后果，甚至不需要临床干预。

健康心动
用心爱心

老王：其他的快速性心律失常有哪些危害呢？

哈特博士：大部分快速性心律失常均有心悸的表现，阵发性室上性心动过速心率可达 150 ~ 220 次 / 分，可表现为心悸、胸闷、眩晕、心绞痛、呼吸困难甚至昏厥，若有心脏器质性疾病基础，可诱发心衰。房扑、房颤在老年患者中常见，若心室率大于 100 次 / 分，称为房颤伴快速性心室率。心率过快时可出现心输出量下降，冠脉和脑供血不足，诱发心绞痛、晕厥、急性心衰等。另外，房扑或房颤易产生心房血栓，可出现脑动脉栓塞、肠系膜动脉栓塞、脾动脉栓塞等并发症。室速、室扑、室颤均为可危及生命的恶性心律失常，需要及时抢救。

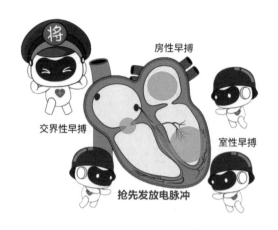

老王：什么样的人容易患快速性心律失常？

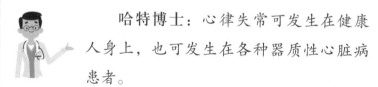

哈特博士：心律失常可发生在健康人身上，也可发生在各种器质性心脏病患者。

健康人在劳累、饮浓茶或浓咖啡、情绪激动（紧张、惊吓等）、失眠等情况下，可诱发快速性心律失常。有冠心病、心肌病、风湿性心脏病等心脏基础疾病的患者，因为存在心律失常的发病基础，更容易发生快速性心律失常。此外，严重电解质紊乱、重症感染、创伤、心脏导管手术及全身性疾病等均有诱发快速性心律失常的可能。部分药物也有致心律失常作用，服用这些药物的患者要当心，比如各类抗心律失常药物、精神类药品、某些抗生素、安眠药和部分中药等。

尤其要关注快速性恶性心律失常，这类心律失常要立刻进行医疗处理。有两类人是高危人群，一类是心肌梗死或心肌病（肥厚性心肌病、扩张性心肌病、心律失常性心肌病等）患者，通常合并心脏结构异常，心脏收缩功能不佳；另一类是有遗传性心律失常疾病患者，通常心脏结构和功能正常，此类患者需早诊断、早干预。

东方宝宝：所以健康人和心脏病患者都有快速性心律失常发生的可能。

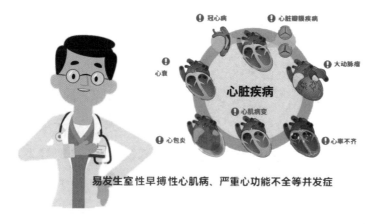

易发生室性早搏性心肌病、严重心功能不全等并发症

老王：快速性心律失常会遗传吗？哪些心律失常与遗传有关？

哈特博士：大多数快速性心律失常与器质性心脏病有关，少数与遗传或基因突变有关，有时心源性猝死的事件发生在心脏结构及冠脉功能正常的中青年身上，大多是由遗传或基因突变引起恶性心律失常所致，这类疾病称为遗传性心律失常疾病（IADs），这类疾病具有高死亡风险及不可预知性。致死性遗传性心律失常疾病包括：长 QT 综合征、短 QT 综合征、Brugada 综合征、儿茶酚胺敏感性多形性室速（CPVT）、早复极（ER）等。近年来，对于遗传性心律失常疾病的研究发现，离子通道基因突变与其相关，现已明确多种遗传性离子通道病及其发病机制。对于怀疑遗传性心律失常疾病的患者应尽早进行遗传学检测，早诊断，通过风险评估，进行个体化干预和治疗，降低猝死风险。

老王：年轻人也会得快速性心律失常吗？

哈特博士：是的，年轻人罹患的心律失常往往是没有器质性病变的一过性的良性心律失常，一般不需要用药治疗。一些青少年在青春期会出现心悸的症状，心率超过

100次/分，完善检查却未发现器质性疾病。这是由于青春期时自主神经功能一般都不稳定，易出现功能紊乱或失调。青春期心动过速就是由于交感神经（使心跳加速）和迷走神经（抑制心跳）协作失调，交感神经占了主导地位。这种情况会在青春期结束后不治而愈。

虽然年轻人发生的心律失常大多是良性的，但是也有一些年轻患者症状比较严重，而且一些恶性的心律失常是导致年轻人猝死的主要原因，尤其是前面提到的遗传性心律失常，有家族史的人一定要当心。因此，也要提醒年轻人，反复出现突然的胸闷、气短、眩晕及心悸等症状，一定要给予足够重视，及时就医诊治，病情严重的患者要遵医嘱积极服药治疗。

另外，对心律失常的预防，首先要保证生活规律，尽量不要熬夜，要注意劳逸结合，保持高质量的睡眠；其次要保持心态的平和，情绪的稳定，精神压力大需及时排解；合理安排饮食结构，不要暴饮暴食，戒烟限酒，尽量避免喝浓茶、浓咖啡；增强体质，适当增加运动量。

东方宝宝：所以作为一个年轻人，还是要有好的生活习惯才能够远离疾病的威胁呢。

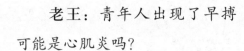

老王：青年人出现了早搏可能是心肌炎吗？

哈特博士：按起源部位，早搏可以分为房性早搏、房室交界性早搏和室性早搏（室早），其中室早最为常见。早搏很常见，健康人也会发生早搏。早搏是一种临床表现，不具有特异性，很多疾病都会出现，心肌炎可引起早搏，但也不是一定会发生。

心肌炎患者病情轻重悬殊，临床症状取决于心脏受累的广泛程度与部位，轻者可没有症状，重者可以出现心源性休克及猝死。典型症状有发热、胸痛、心悸和（或）心衰症状。其中心慌主要是由于心肌炎可诱发各种心律失常，如室性心律失常（室早、室速、室颤等）、房室传导阻滞等。也可能因为心肌炎时心肌收缩力下降或发热，反射性心率增快导致窦性心动过速。

东方宝宝： 早搏是心肌炎的症状之一，但不是心肌炎的特征性表现，所以，不能通过有早搏诊断心肌炎。

老王： 正常人也会有早搏吗？什么是病理性早搏？

哈特博士： 早搏属于心律失常的一种，虽然大部分心律失常与心脏病变有关，但是正常人也可能检测到心律失常，比如饮酒、浓茶、咖啡、运动后、情绪激动后可出现窦性心动过速。另外，其他疾病如甲亢、发热等也可引起心率快。一些年轻人也可因为自主神经系统功能紊乱出现窦性心律不齐，早搏也是健康人群常见的心律失常。生理性早搏最常见的是偶发的房早和室早，前述的饮酒、浓茶、咖啡及运动都可诱发。

病理性早搏一般是由器质性疾病导致的，比如，冠心病、心肌病、心肌炎、心力衰竭、甲状腺功能亢进、电解质紊乱、感染、贫血等，要针对基础疾病进行治疗。一些特殊类型的室早会进展成为室速甚至室颤，导致患者猝死。如果经常感到明显的心悸、心跳异常或胸闷不适等应该及时就诊，完善相关检查。

老王：早搏会造成严重后果吗？

哈特博士：早搏是最常见的心律失常之一，交感神经兴奋、心脏结构异常、心肌病变等都可以出现早搏，急性心肌梗死、病毒性心肌炎、心衰等器质性心脏病患者更容易出现早搏。正常人和有心脏疾患的患者均可发生早搏，不是所有的早搏都有不良后果。生理性早搏不需要特殊干预，在劳累、饮浓茶或浓咖啡、饮酒、情绪激动（紧张、惊吓等）、失眠等诱因出现的早搏，解除诱因后，症状会明显改善。但如果早搏反复发作或症状严重还是需要医疗干预的。此外，一些特殊类型的室早会进展成为室速、室颤等恶性心律失常。对于病理性早搏患者临床上主要进行抗心律失常药物和射频消融手术治疗，去除诱因，积极治疗原发病，患者预后与自身心脏情况有关。

东方宝宝：一旦发生了病理性早搏，要积极治疗才不会有严重的后果发生。

老王：心源性猝死与心律失常有何关系？

哈特博士：心源性猝死是指由于心脏原因引起的突然死亡。主要病因包括：冠心病、肥厚型、扩张型心肌病、心脏瓣膜病及先天性 QT 间期延长综合征等。在某些诱因作用下，心肌电信号不稳定，诱发恶性心律失常和猝死。但是也要认识到心源性猝死可以发生在没有心脏病病史的正常人身上。引起心源性猝死的心律失常主要为致死性快速性心律失常（室速、室颤）和缓慢性心律失常（Ⅲ度房室传导阻滞、室内阻滞或心室停搏）。快速性心律失常发作时，心室率过快，导致有效心输出量不足，血流动力学不稳定，大脑灌注不足，导致意识丧失。健康人突发急症导致心脏电信号紊乱引起恶性心律失常是最常见原因，比如暴发性心肌炎、风湿热、急性重症感染、剧烈呕吐及腹泻、电解质紊乱、剧烈情绪波动或惊吓等导致恶性心律失常，引起猝死。

老王：引起猝死的高危因素有哪些呢？

哈特博士： 既往有过心脏事件的患者；心梗病史者；心律失常病史者；肥厚性心肌病或遗传性心律失常者均为高危人群。目前心源性猝死在医院外场所抢救成功率非常低，所以要早发现，早预防。对于有家族史、已确诊慢性心脏病的患者，积极预防，保持好的生活习惯，坚持药物治疗和医学随访，必要时考虑非药物治疗，例如，射频消融术、埋藏式除颤仪等。

老王： 心源性猝死与心律失常有何关系？

哈特博士： 当心脏节律出现问题时，导致有效心搏次数减少，产生一系列血流动力学改变，影响了心肌的代谢，导致心肌病的发生。快速型心律失常较缓慢型心律失常更易导致心律失常性心肌病。心动过速性心肌病

（TIC）是一种相对罕见但完全或部分可逆的疾病，属于继发性心肌病的一种，其最大的特点是在及时控制心律失常后，临床症状可得到改善，心肌病变可以得到不同程度的逆转。心肌损害的程度与心动过速的时间和原有基础心脏病的情况有关。心动过速性心肌病是由于各种持续性或反复发作的快速性心律失常导致的心脏扩大和心功能下降，最终进展为心衰。

心动过速性心肌病可发生在任何年龄，可发生在正常或异常的心脏，心动过速发作的时间和频率影响本病的发生和进展。主要临床表现是快速性的心律失常，包括室上性心动过速如房速、房扑、房颤、房室结及房室旁道折返性心动过速、室速等；本病通常有心悸、胸闷、晕厥等症状，并伴有心室增大、心室收缩功能受损及心衰。严重者可导致心源性休克或死亡，部分患者亦可无明显血流动力学改变。根据不同的病因，通过转复心律、外科手术或房室结消融等手段控制心率，可显著改善收缩期功能。

第三章 快速性心律失常的预防和治疗

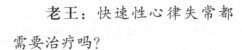

老王：快速性心律失常都需要治疗吗？

哈特博士：快速性心律失常发作可以导致心跳过快，引起心悸的感觉，同时由于心率太快，导致心动周期缩短，从而导致心脏向身体各个部位泵出的血液减少，可能会导致患者的血压下降，引起大脑、心脏等多个器官的血液灌注减少，患者可出现头晕、乏力、胸闷、胸痛，甚至黑矇（就是通俗说的眼前发黑）、晕厥等。由于快速性心律失常存在一定的潜在危害，尤其是室速，可能会导致心跳骤停。因此，快速性心律失常大多都是需要治疗的。

东方宝宝：出现了快速性心律失常要积极配合治疗哦。

老王：怎么防止快速性心律失常发作？

哈特博士：预防快速性心律失常的发作：①生活要规律，避免熬夜、劳累，保证充足的睡眠；②注意劳逸结合，根据自身的情况选择合适的体育锻炼，如散步、打太极拳等，预防感冒；③尽量保持标准体重，因为发胖会使心脏负荷加重；④注意季节、时令、气候的变化，因为寒冷、闷热的天气，以及对疾病影响较大的节气，如立春、夏至、立冬、冬至等容易诱发或加重心律失常，应提前做好防护；⑤饮食以易消化、清淡、营养丰富、少食多餐、低盐低脂、高蛋白、多种维生素、清洁卫生、冷热合适及定时定量为原则，心律失常患者禁忌浓茶、咖啡、香烟及烈酒等；⑥保持良好心态，消除紧张、恐惧、忧虑、烦恼及愤怒等不良情绪。

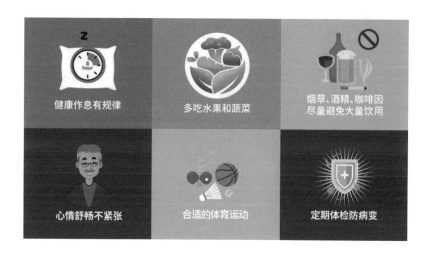

健康作息有规律　　多吃水果和蔬菜　　烟草、酒精、咖啡因尽量避免大量饮用

心情舒畅不紧张　　合适的体育运动　　定期体检防病变

老王：快速性心律失常发作时，有什么急救措施吗？

哈特博士：如果有阵发性室速病史，发作时，可以通过捏鼻呼吸法、按压眼球、刺激咽喉部诱发恶心等方法终止发作。如果是其他的快速性心律失常，如房扑、房颤等，大多情况下需要在医生指导下进行处理。

老王：终止阵发性室上速的非药物手段有哪些？

哈特博士：终止阵发性室上速的非药物手段包括以下几个方面。①兴奋迷走神经的物理方法：捏鼻呼吸法、按压眼球、刺激咽喉部诱发恶心、蹲位深呼吸法、按压颈部的颈动脉窦等方法；②电复律：通过电除颤器向心脏瞬间发放电流，从而终止阵发性室上速，用于室上速合并晕厥者（如室上速合并房颤导致的晕厥）；③食管调搏：通过口腔向食管里放一根可以进行人工起搏的管子，用高于室上速的频率进行起搏，从而终止室上速；④射频消融术：是目前治疗阵发性室上速公认的安全有效的根治手段，成功率可以达到98%，是一个相当成熟的介入技术。

东方宝宝：终止阵发性室上速的非药物手段有很多种，我们要根据自己的情况来选择哦。

老王：电复律/除颤是如何进行的？哪些情况需要进行电复律？

哈特博士：电复律/除颤是指在严重快速性心律失常时，通过发放高能量的电流，直接刺激心脏，使心脏恢复正常的节律。进行电复律／除颤，需要使用除颤器。除颤器的除颤接头连接有两个贴片，进行电复律／除颤时，将两个贴片按照指示分别贴于患者的心尖部和胸骨上段右缘，进行充电后放电，可以瞬间发放直流电，刺激心脏恢复正常节律。电复律／除颤主要适用于：有引起患者血压下降，甚至出现意识不清等情况的严重快速性心律失常，可能危及患者生命，如室速及室颤引起血流动力学紊乱的治疗；或者是房颤、房扑为了转复为窦性心律，经过正规的抗凝治疗后，亦可进行电复律。

老王：公共场所的自动复律除颤器（AED）能用来救治快速性心律失常急性发作吗？

哈特博士：公共场所的自动复律除颤器可以用来救治快速性心律失常的急性发作，尤其是像室速、室颤等致命性心律失常，在早期及时使用自动复律除颤器可以极大地提高救治成功率，降低病死率。

东方宝宝：如果在公共场所有人突发心律失常，我们也应该正确使用自动复律除颤器施救。

老王：治疗快速性心律失常的药物不良反应大吗？抗心律失常药物也会引起心律失常吗？

哈特博士：治疗快速性心律失常的药物大多数不良反应还是比较小的，但有些药物的不良反应会比较大，而且，有些抗心律失常药物，也可能会导致严重的快速性心律失常。因此，抗心律失常药物要在医生的指导下使用，并要进行规律的随访。

老王：药物治疗后快速性心律失常不再发作了，药物还要继续服用吗？

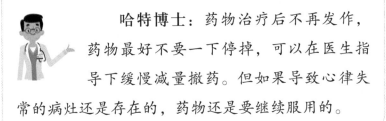

哈特博士：药物治疗后不再发作，药物最好不要一下停掉，可以在医生指导下缓慢减量撤药。但如果导致心律失常的病灶还是存在的，药物还是要继续服用的。

东方宝宝：即使治疗以后不再发作了，也不能自己胡乱停药哦，一定要遵医生的意见。

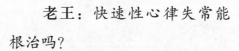

老王：快速性心律失常能根治吗？

哈特博士：大多数快速性心律失常都是可以通过导管消融手术治疗达到临床治愈。比如阵发性室上速，根治率甚至可以达到 97% ~ 98%；对于房速、房扑的成功率也在 90% ~ 95%；房颤治疗有效率也可以达到 80% ~ 90%。

东方宝宝：所以快速性心律失常的治愈率还是很高的。

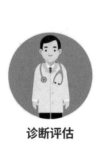

药物治疗

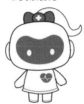

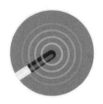

诊断评估

射频消融术

老王：导管消融治疗是怎么回事？

哈特博士：导管消融术是通过股动静脉、颈内静脉、锁骨下静脉的途径，把电极导管插入心脏，用电生理标测找到起源病灶，向起源病灶发放射频能量，从而损毁起源病灶，达到根治的目的。

老王：哪些心律失常可以进行导管消融治疗？

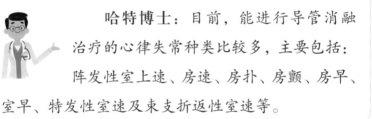

哈特博士：目前，能进行导管消融治疗的心律失常种类比较多，主要包括：阵发性室上速、房速、房扑、房颤、房早、室早、特发性室速及束支折返性室速等。

东方宝宝：导管消融术有自己的适应证，并不是所有的心律失常都可以行射频消融治疗的。

老王：导管消融术危险吗？

哈特博士：导管消融术是一个创伤比较小的微创手术，大多数都是可以在局部麻醉下完成，对于心脏所形成的损伤也是极小的。手术所用的导管通过从腿上或者肩膀、颈部穿刺，从血管送入心腔，进行病灶的消融，手术后拔除所有的导管。因此，射频消融术是比较安全的。

老王：做完导管消融术，心律失常还会复发吗？

哈特博士：做完导管消融术，心律失常还是有可能复发的；但是根据心律失常的类型，做完导管消融术的复发概率是不同的。阵发性室上速复发的概率比较低，为 2% ~ 3%；房扑、房颤的复发概率为 10% ~ 20%。

老王：我手术以后心律失常又复发了，还能手术吗？

哈特博士：手术后心律失常复发，还是可以再次行消融手术的，通过术中详细的标测，手术成功率通常比第一次手术会更高。

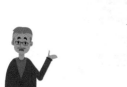

老王：为什么快速性心律失常的患者有的要手术，有的要装起搏器或植入式心脏复律除颤器（ICD）？

哈特博士：有些快速性心律失常同时合并心脏的"司令部"（领导心脏跳动的窦房结）出现了问题，从而导致缓慢性心律失常加重，针对这些患者有时需要植入起搏器。同时，有些室速的患者，室速反复发作，引起猝死的危险性较高，如果无法进行射频消融或者消融效果不好，那么，针对这些患者要行植入式心脏复律除颤器治疗来预防猝死的发生。

第四章　快速性心律失常的自我管理

老王：我得了快速性心律失常还能运动吗？

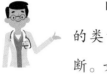

哈特博士：需根据快速性心律失常的类型不同及目前的情况是否严重来判断。如果是患有比较严重的心律失常（比如室速），哪怕是发作间歇期也不建议剧烈运动。经检查有器质性心脏病或者心脏功能低下者或恰巧是快速性心律失常发作（比如，室上速、早搏频发等）是不建议剧烈运动的。如果是室上速非发作期、预激综合征、早搏稳定期，没有心脏严重疾病，这类人群可以适当地进行运动。另外，对于既往有快速性心律失常无器质性心脏病的患者经过了导管消融治疗，经评估病情稳定恢复良好一般能进行相关运动，是否合适行高强度的运动建议咨询医生后具体评估。

东方宝宝：虽然运动有益健康，但不是所有人得病以后运动都会有所好转的，所以还是要参考医生建议。

老王：什么样的运动适合快速性心律失常的患者？

哈特博士：一般建议进行一些中低强度的有氧锻炼及运动，比如，慢跑、游泳、打太极拳、健步走、跳广场舞等。但是如果锻炼或运动过程中出现了心慌或者其他不适症状，要停下来休息并及时就医。

东方宝宝：适度运动但不要过度运动，不然会适得其反哦。

老王：我得了快速性心律失常可以喝咖啡吗？可以喝茶吗？可以喝酒吗？能吸烟吗？

哈特博士：一般来说喝咖啡、茶都会增加心脏兴奋性，容易增加部分快速性心律失常的发作可能（比如，早搏、房速、房颤等），但如果既往保持一定量咖啡或茶的摄入量，而最近才出现的一些新的心律失常可能与喝咖啡、茶无明显相关，建议发作频繁的时候适当控制或减少摄入量。对于烟酒，一般均不建议，可能会加重快速性心律失常或增加其他心血管疾病风险，建议戒烟限酒。

东方宝宝：戒烟限酒的益处有很多，一定要努力做到。

老王：快速性心律失常的患者饮食有哪些注意事项？

哈特博士：一般饮食建议避免过于油腻，减少过多的咖啡、浓茶摄入，适当均衡摄入各种营养成分包括优质蛋白质摄入。

东方宝宝：快速性心律失常的患者更要健康均衡的饮食。

老王：过度疲劳会引起快速性心律失常吗？

哈特博士：过度疲劳会引起快速性心律失常。尤其是熬夜、昼夜节律颠倒，短期内生活方式、昼夜节律紊乱有可能诱发快速性心律失常（包括新发早搏或者其他心律失常的再发，比如室上速发作频次增加、房速、房

扑的再发等），一般建议规律正常作息，避免过度
疲劳。

　　　　老王：情绪变化会引起快
　　速性心律失常吗？

　　　　哈特博士：情绪变化可能导致心跳
　　频率和节律的改变，也有可能引起快速
　　性心律失常，因人而异。如既往有快速
性心律失常病史的患者建议避免过度的情绪波动，
如有情绪波动引起心慌、头晕等不适，如休息后不
能缓解建议即刻就诊。

　　　　老王：快速性心律失常患
　　者可以怀孕吗？

哈特博士： 一般根据心律失常的类型和有无基础心脏病判断。如有先天性心脏病或基础器质性心脏病而出现快速性心律失常（如室速或房扑等）者怀孕风险高。而普通的预激综合征、室上速、早搏等患者怀孕风险相对较低。但需评估部分疾病的用药情况，可能会影响怀孕。一般建议如已明确相关快速性心律失常，尽早就医评估是否通过射频消融治疗根治该心律失常，减少怀孕时心律失常发作无法用药所带来的相关风险。

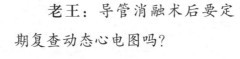

东方宝宝： 如果想要怀孕的话，还是要看自己本身的身体情况。

老王： 导管消融术后要定期复查动态心电图吗？

哈特博士：根据不同类型的快速性心律失常导管消融术后复查动态心电图的频次不同。普通的室上速、预激综合征如无明显心慌不适发作，复查普通心电图即可。对于房早、室早，尤其是无症状的患者，术后 1 ～ 3 个月需复查动态心电图，根据症状情况及早搏数量后期选择复查动态心电图时间。而对于房扑、房颤或比较顽固的快速性心律失常，即使做完导管消融术，一般也建议术后 3 个月复查动态心电图，后期每 3 ～ 6 个月复查一次。

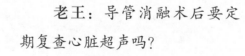

　　东方宝宝：定期复查动态心电图很重要哦。

　　老王：导管消融术后要定期复查心脏超声吗？

哈特博士：一般射频消融术不影响心脏结构功能，普通的室上速、预激综合征、室早等消融术后无须定期复查心脏超声。对于房速、房颤、房扑或室速患者，或者对于有心脏扩大、心脏收缩力下降或其他心脏结构异常的患者需定期复查心脏超声。

东方宝宝：要不要复查心脏超声，还是要看疾病类型做出判断的。

第三篇　心房颤动（房颤）

第一章　房颤的定义和诊断

房颤科普
小视频

老王：房颤就是心脏颤抖吗，这个名字听起来太吓人了？

哈特博士：房颤是一种最常见的持续性心律失常。人的心脏由两个心房、两个心室组成，正常心跳时依次是心房收缩－心室舒张－心房舒张－心室收缩，完成一次心跳，人们感觉到的心跳通常是心室的收缩。然而房颤时规则有序的心房电活动丧失，心房处于快速紊乱地乱跳、颤动状态，失去了正常有效的收缩功能，有的房颤能带动心室完成一次收缩舒张，有的房颤则不能，心房跳动频率可以快到 300 ～ 600 次 / 分，心室跳动快速而不规律，可达到 100 ～ 200 次 / 分，最终导致自我感觉心跳十分不整齐，毫无规律，并且无序的颤动使心房、心室的泵血功能恶化或丧失，长期如此可导致心衰和血栓（主要表现为卒中）。

 东方宝宝：房颤简单来说就是心房乱跳带动心室快速而不规律地跳动。

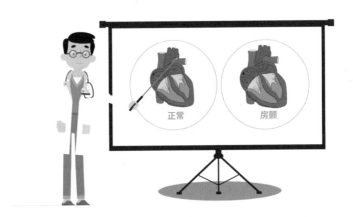

房颤即心房颤动，是心房的"电活动"不正常引起的心律失常

老王：我得了房颤，我儿子是不是一定也会有房颤？这个毛病是不是会遗传的？

哈特博士：房颤是一种最常见的心律失常。因此，家族中往往会有不少亲属也可能会同时患有房颤，但这是不是就说明房颤一定是遗传的呢？答案并非如此。房颤本身随着年龄的增长发病率就有显著增加，在老年人中的发病率并不低，伴随年龄增长，每个人都会面临患上房颤的更高风险；而且房颤与甲亢及多种心血管疾病相关，比如，风湿性心脏病、高血压及肥厚型心肌病等。但是，我们也发现有些家庭成员患上房颤的风险更高，即使对于年轻人或没有任何其他疾病的家庭成员也是如此，这称为家族性房颤。在一些罕见的病例中，某些基因的改变可能导致房颤，那么在这些情况下，房颤是具有遗传性的，但在绝大多数病例中，房颤可能与遗传并无密切关系。

东方宝宝：绝大多数房颤并不具有遗传性，但是对于一些特别年轻发病并且没有其他危险因素的朋友们，需要警惕特定基因突变的可能性。

老王：我好几个老年朋友最近都说发现有房颤，房颤这么常见吗？

哈特博士：流行病学研究发现，房颤的发病率随着年龄增长而增高，65岁以下人群2%患有房颤，而65岁以上9%患有房颤，对于75~84岁年龄组的发病率高达12%。但是，房颤的实际发病率可能更高，因为部分患者症状不明显未接受诊治。据估计 2010 年全球房颤患病人数约 3 350 万。预计到 2050 年，中国房颤患者男性 520 万、女性 310 万。40 岁以上人群中，男性一生中患房颤的风险为 26%，女性为 23%，也就是说平均每个人一生中可能有 1/4 的概率会患上房颤。

　　东方宝宝：房颤并不少见，年龄越大越常见，所以老年朋友们应密切关注，即使没有不舒服，也应该做常规检查，这样才能早期发现。

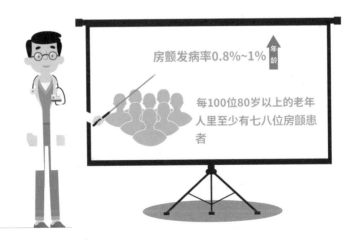

房颤发病率0.8%~1%

年龄

每100位80岁以上的老年人里至少有七八位房颤患者

95

老王：什么情况下应该警惕是不是发生房颤了？

哈特博士：发生房颤时的症状往往包括如下可能。①心悸：往往会感到心跳加快，心中如打鼓一般，而且经常伴有乏力或劳累感；②眩晕：头晕眼花，严重情况下在房颤转复时伴有长间歇，还可导致眼前发黑甚至晕厥；③胸部不适：心前区疼痛、压迫感或者不舒服；④气短：稍微动一动甚至在休息时都会感觉到有呼吸困难。但是，也不是所有的房颤发作时一定会有症状，有近1/3的房颤发作是没有任何感觉的，所以有时房颤极具隐匿性。

东方宝宝：房颤发生可能会有心悸、眩晕、胸部不适、气短等，但是也有部分房颤发生时没有任何感觉。

老王：什么情况下会导致房颤发生呢？我平时应该注意什么才能预防房颤的发生呢？

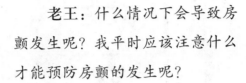

哈特博士：房颤常见的病因包括高血压病、冠心病、心脏外科手术、瓣膜病、心衰、心肌病、先天性心脏病、肺动脉栓塞及甲亢等。此外，喝浓茶、大量喝酒、喝咖啡、情绪激动、精神紧张、压力过大、水及电解质紊乱、严重感染等也可能会诱发房颤。

东方宝宝：房颤与多种疾病有关，积极治疗基础疾病，并保持良好、健康的生活方式非常重要。

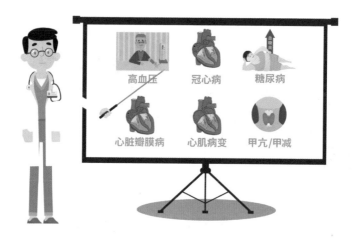

高血压、冠心病、糖尿病、心脏瓣膜损害、心肌病变甚至甲亢都可以导致房颤发生

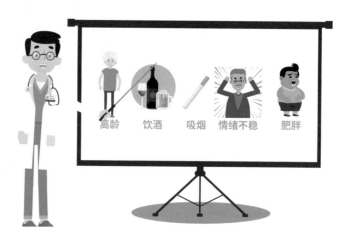

高龄、饮酒、吸烟、情绪不稳等也都与房颤的发生有关

老王：我怎么才能确定发生房颤呢？应该做什么检查呢？

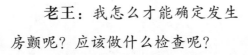

哈特博士：对于我们老百姓，数心跳、摸脉搏可帮助早期发现房颤迹象，典型的表现就是心跳时快、时慢，一点规律都没有。那么，根据心悸、眩晕、胸部不适及气短等症状和上述时快、时慢的心跳、脉搏，可自己初步诊断房颤。真正确诊最简单的检查就是普通心电图检查，但普通心电图检查需要在房颤发作时方能捕捉到；对于房颤短暂发作难以捕捉到的患者，需要进行24小时甚至更长时间的动态心电图等检查来捕捉而予以明确。

东方宝宝：普通心电图检查是确诊房颤的最简单方法，对于发作短暂的房颤可能需做动态心电图检查来确诊。

老王： 为什么有时医生告诉我有房颤，有时又说正常，而我老伴每次检查都说有房颤呢？

哈特博士： 房颤按照发作的持续时间可以分为阵发性房颤、持续性房颤和永久性房颤。通常认为阵发性房颤指在 7 天内能自行转复为窦性心律，一般持续时间 < 48 小时；持续性房颤指持续 7 天以上，需要药物或电击才能转复为窦性心律；永久性房颤指不能转复为窦性心律或在转复后 24 小时内又复发。房颤一般都经历了阵发性房颤到持续性房颤，最终变为永久性房颤的过程，刚开始阵发性房颤初期往往都是发作次数少，持续时间短，然后发作次数越来越多，持续时间越来越长，到最后连起来成为持续性房颤。绝大部分的房颤患者都是这个规律，逐渐发展，越来越严重。

东方宝宝：房颤可以是阵发，也可以是持续，一般而言，都是由早期阵发到后期持续发作的规律。

第二章　房颤的危害

老王：房颤发生后，我的心脏跟从前有什么不一样吗？

哈特博士：房颤是一类心律失常，指心房肌细胞电活动紊乱，心房原本规则有序的电活动消失，取而代之的是快速杂乱无序的颤动波，频率可达 350 ~ 600 次 / 分。房颤发生时，由于心房无法充分舒张和收缩，故将影响血液在心房内的充盈和排出，进而导致心衰。

此外，由于房颤发作时，患者心室率也会加快，且表现绝对不规则，增加心肌耗氧量的同时，还使心室本身的输出量下降，若冠状动脉本身有狭窄时，便会加重心肌缺血症状，甚至引发心肌梗死。

东方宝宝：心脏跳的乱而快，心衰、缺血会加重。

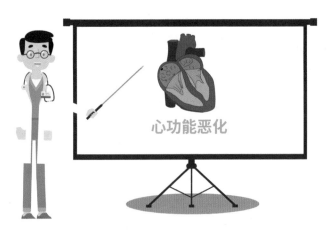

房颤一般不致命，但可引起心功能恶化、心肌缺血

老王：为什么房颤时心房里会长血栓呢？

哈特博士：房颤发生后，由于心房无法正常地进行收缩或舒张，血液在心腔内的流速下降、血流淤滞进而形成血栓。而血流动力学改变最为明显的就是心房，其中左心房尤为明显。因此，血栓多在左心房内形成，而左心耳是左心房的一个附属结构，与左心房之间靠狭窄通道相连，且内部有大量表面不光滑的皱褶，非常容易形成血栓。因此，房颤后最常见的血栓形成部位是左心耳。

东方宝宝：房颤时心房血流会淤滞，血栓 90% 以上在左心耳内堆积。一旦脱落就会发生脑梗死等血栓栓塞事件。

103

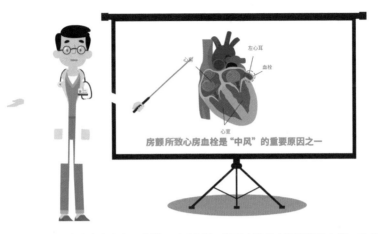

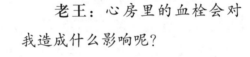

房颤所致心房血栓是"中风"的重要原因之一

房颤发生时，血液会在心房里淤滞，形成血栓，栓子会随着血流阻塞脑血管，造成"中风"

老王：心房里的血栓会对我造成什么影响呢？

哈特博士：房颤状态下心房血栓形成后，往往会停留在心腔内凹凸不平处如心耳内或心房壁上，这些血栓在血流的冲刷和心脏的舒缩活动下可脱落。血栓一旦脱落，就会顺着血流四处移动，造成脑、心、肾、脾、四肢及肠道等重要器官的动脉栓塞，引起功能障碍。其中，脑动脉栓塞危害最大，会造成脑缺血梗死，也就是我们常说的"中风"。

东方宝宝：血栓随着血流跑，脑血管栓塞即中风。

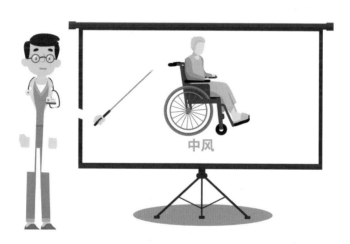

房颤最常见的危害是引起卒中，也就是俗话说的"中风"

105

老王：房颤患者很容易中风吗？

哈特博士：房颤时心房内形成的血栓，在血流冲刷和心脏的舒缩活动中脱落，导致各个系统性栓塞事件发生。其中，由于解剖原因，血栓最容易引起栓塞的部位是脑血管，导致脑组织缺血梗死，医学上称为缺血性卒中，俗称"中风"。临床研究提示，房颤患者中风的风险是非房颤患者的4～5倍；同时，每5位中风患者中就有1人是房颤血栓所致，而亚洲患者较非亚洲患者更易发生中风。因此，房颤与中风如影随形。

东方宝宝：房颤患者20%～30%会发生中风，有房颤者比无房颤者中风险增加5倍，因此房颤患者要警惕中风！

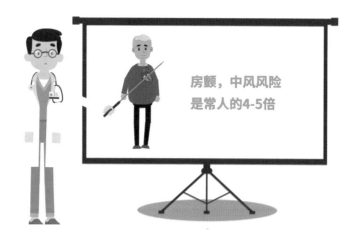

有的房颤患者甚至没有明显的症状，但中风的风险比普通人要高出 4 ～ 5 倍

老王：我只是偶尔发发房颤，大部分时间心跳都正常，这样会中风吗？

哈特博士：房颤发生中风的风险，与患者的年龄、性别及合并的疾病等风险因素有关，而与房颤的类型（阵发性、

107

持续性及永久性）无关。因此，偶尔发生房颤的患者与持续房颤的患者一样，都应该严格根据医生的建议防治中风。

 东方宝宝：偶发房颤也要防中风！

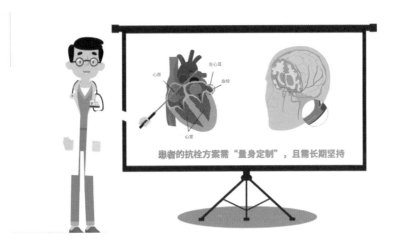

房颤的患者要根据医生对中风风险的评估，长期接受抗凝治疗

老王：房颤引起的中风严重吗？

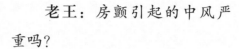

哈特博士：心房里形成的血栓往往体积较大，一旦脱落下来很容易栓塞到比较大的血管中，如果血流将栓子冲碎，还会同时造成多根血管栓塞。因此，房颤中风造成的脑缺血面积比较大，并且易转化为出血，相应的后果也比原位动脉粥样硬化性"中风"更严重，更易引起肢体、言语、认知障碍等严重功能障碍，致残率高达 60%，致死率高达 20%。

东方宝宝：房颤中风面积大，引起后果很严重！

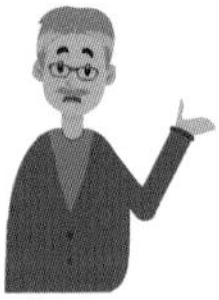

老王：哪些人更容易中风呢？

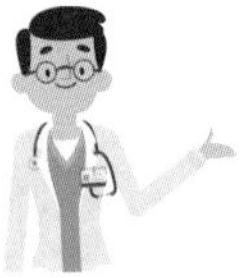

（博士头像位于此段落左侧）

  哈特博士：同样是房颤，不同患者中风风险却不尽相同，差异主要取决于患者的自身特点。总的来说，年龄越大，风险越高，女性又高于男性，而合并高血压、糖尿病、心衰、血管疾病及有过中风史的患者更容易发生中风。因此，对于房颤来说，发生中风的风险取决于系统性风险因素。目前，临床上广泛应用《CHA2DS2-VASc评分系统》进行评估，包括心力衰竭（1分）、高血压（1分）、年龄（75岁以上2分，65～74岁1分）、糖尿病（1分）、中风史（2分）、血管疾病（1分）、女性（1分）总共9分，如评分3分以上就属于栓塞高危人群了，评估为9分的患者每年中风的概率高达15.2%。

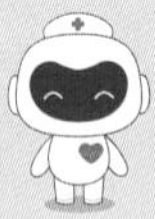

  东方宝宝：房颤患者要评估，中风风险不一样。

老王：房颤这个病致命吗？

哈特博士：房颤一般很少直接造成生命危险，但是可以诱发心衰、心肌缺血、血栓栓塞等严重并发症，大大增加了病死率和致残率。另外，在房颤合并预激综合征（某种特殊类型心律失常）时，演变为致命性恶性心律失常的概率可以高达 14%，这时，如果不及时处理就会危及生命。

东方宝宝：房颤一般不致命，合并预激要小心！

老王：有些人虽然有房颤，但是没感觉，这种情况下可以不去管它吗？

111

哈特博士：房颤往往会引起患者胸闷、心悸等不适症状，也有一些房颤患者无上述症状，而是在体检中无意发现，或在出现心衰或栓塞等严重并发症后才发现房颤的存在。随着房颤筛查手段的普及，无症状的房颤比例实际上并不低，而房颤造成的血栓栓塞等并发症，并不会因为没有症状而降低风险。因此，只要心电图检查出房颤就应该重视，尽快就医，查找病因，控制房颤，积极防治血栓栓塞等并发症。

东方宝宝：房颤没症状，也要重视它！

第三章　房颤的治疗

老王：得了房颤是治标还是治本，可以治愈吗？

哈特博士：房颤治疗目标包括：①转复房颤心律，使之恢复并且长期维持窦性心律，这是房颤治疗的治本之策；②控制房颤发作时快速的心室率，改善患者的生活质量，是房颤治疗的治标之策。房颤的病因多种多样，所有能对心房肌产生影响，继而导致心房肌发生改变的疾病均属于房颤的病因。一般常见的有高龄、高血压、冠心病、心衰、瓣膜病及糖尿病等。某些疾病如甲亢、急性酒精中毒、药物所致的房颤，在去除病因之后，有助于控制房颤发作，甚至"治愈"。

东方宝宝：治疗房颤需标本兼治！

老王：房颤急性发作，心慌、心跳不规则怎么办?

哈特博士：如果突然感到心慌、心跳不规则，很可能是房颤急性发作，应该马上到医院接受治疗。急性房颤发作包括初发房颤、阵发性房颤急性发作或持续性房颤的加重期。急性房颤发作时要依据患者的症状、生命体征、房颤持续时间及伴发的基础疾病进行个体化处理。根据处理原则的不同分为血流动力学不稳定（出现低血压、休克、进行性胸痛及神志改变等症状）和血流动力学稳定两类。对急性房颤发作伴血流动力学不稳定，或房颤合并预激综合征心室率达250次/分的患者，均应即刻予以同步直流电复律。对于急性房颤发作血流动力学稳定的患者，处理原则是评估房颤伴随的风险，并缓解患者的不适症状，因为房颤发作大多可能在 24 小时内自行转复为窦律，可暂不转复，仅控制心室率，注意观察；如果发作持续时间较长（≥ 48 小时），则应尽早抗凝，并考虑转复窦律治疗。对于持续性房颤加重期主要考虑抗凝治疗和控制心室率，然后根据房颤持续时间、心房大小和患者意愿决定是否转复窦律治疗。

东方宝宝：房颤急性发作，速去医院，不同情况，处理不同。

老王：得了房颤还有可能转为正常心跳么？

哈特博士： 可以，但不同的房颤类型转为正常心跳的成功率不一样。在医学上，我们把房颤转为正常窦性心律的过程称为房颤的复律治疗。一般来说，房颤复律有三种方法，分别是药物复律、电复律及手术治疗。在房颤发生的初期，医生会根据患者的情况选择不同的抗心律失常药物进行复律；对于部分病情较为危重和紧急的患者，电复律是必须的。但是，无论是药物复律还是电复律都仅仅是短期的治疗，并不能从根本上解决房颤的发作。以导管消融为代表的手术治疗，越来越成为治疗房颤的最重要的方法。

东方宝宝： 房颤患者还是有机会通过治疗恢复正常心跳的！

老王： 听说现在可以通过微创手术来治疗房颤，它有效吗？

哈特博士：是的，准确来说，我们称之为房颤导管消融术。

老王：这大概是个什么样的手术？手术的成功率如何？

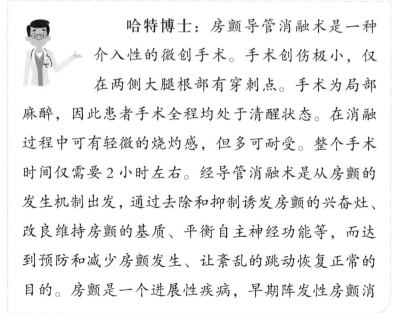

哈特博士：房颤导管消融术是一种介入性的微创手术。手术创伤极小，仅在两侧大腿根部有穿刺点。手术为局部麻醉，因此患者手术全程均处于清醒状态。在消融过程中可有轻微的烧灼感，但多可耐受。整个手术时间仅需要2小时左右。经导管消融术是从房颤的发生机制出发，通过去除和抑制诱发房颤的兴奋灶、改良维持房颤的基质、平衡自主神经功能等，而达到预防和减少房颤发生、让紊乱的跳动恢复正常的目的。房颤是一个进展性疾病，早期阵发性房颤消融后 1 年成功率可以达到 70%~80%；而进入持续性房颤或慢性房颤阶段后手术成功率明显降低，但仍优于药物治疗。随着对房颤发病机制认识的不断深入和完善，以及导管消融技术的不断提高，导管消融治疗房颤的有效性和安全性还将会进一步获得改善。

 东方宝宝： 房颤患者有望通过微创手术恢复正常心跳。

老王： 导管消融术这么好，那么是不是每个房颤患者都合适做呢？

 哈特博士： 虽然消融治疗对房颤的疗效较好，但并不是所有房颤患者都适合做消融治疗。如果患者左心房有血栓，或者年龄过高无法耐受手术，又或者存在其他严重并发症，都不适合做消融治疗。是否适合微创手术，应该在医院接受检查评估后，由专科医生判断。

 东方宝宝：微创手术并非人人适合，要到医院接受医生评估。

老王：医生，我房颤发了，去急诊用药之后房颤仍然停不下来，是不是这个房颤看不好了啊？

 哈特博士：并非如此。首先，药物复律的时间有时不一定发生于推药即刻。其次，有些患者药物复律困难可以考虑导管消融术来提高复律成功率。如果经医生评估房颤复律成功率不大，也可以通过控制心率减少症状，抗凝预防卒中及危险因素控制等，将房颤的危害降到最低。

东方宝宝：如果房颤持续，建议就诊心脏内科，由专科医生判断与决定是否进行消融治疗。

老王：医生，我患房颤好多年了，最近总是心跳很快，该怎么办啊？

哈特博士：房颤持续发作，并且伴有明显心慌等症状，可以通过相关药物降低心跳，改善症状。常用的药物有美托洛尔、比索洛尔、地高辛等。当然，使用此类药物虽然房颤仍然在持续，但改善了心跳、缓解心慌的症状并减慢心衰的进展；如果使用药物的情况下效果不佳，建议就诊心脏内科，由专科医生判断是否有必要进行手术治疗。

东方宝宝：服用降低心跳的药物，可缓解症状，但仍然要去心脏内科由专科医生判断是否需要手术治疗！

老王：医生，都说房颤是心率增快，为什么我会出现心跳减慢的情况呢？

哈特博士：房颤心跳快或者慢，因人而异，并不是所有房颤患者的心跳都快！房颤患者心跳慢，原因有以下两种：第一，正常心跳节律由心脏的"司令部"（即窦房结）产生，房颤频繁发作抑制了"司令部"发号施令的功能，久而久之，窦房结功能发生退化，自然而然地心跳就会变慢，甚至完全无法产生心跳；第二，房颤导致心跳快，中间需要一根根"电线"（心脏传导系统）将房颤的电活动传递到心脏的各个部分，如果这些"电线"老化退化，电流传导减慢了，心跳自然而然就慢了。对于心跳慢的房颤患者，建议及时至医院做 24 小时动态心电图检查，并由心脏内科医生判断是否有起搏器植入指征。

 东方宝宝：房颤患者也会出现心跳变慢的现象。

 老王：医生，我房颤了，为什么医生建议装起搏器治疗？

 哈特博士：房颤是一种紊乱且高频的心律失常，心房停止时，心脏电活动的指挥官交回给一个叫窦房结的"司令部"，"司令部"如果功能尚好，即便有房颤，"司令部"会在房颤停止3秒内发放冲动来使心脏恢复正常跳动。然而，一部分房颤患者合并"司令部"功能障碍，"司令部"恢复心脏正常跳动的时间大大延长，并可引发心脏长时间停跳。这时就需要安装起搏器来替代"司令部"功能，防止心脏停跳。因此，当房颤患者有头晕、眼前发黑、晕倒的症状，一定要到医院看心脏内科，由医生判断是否需要安装起搏器来为生命护航。具体有以下几种情况。第一种情况：患者有时有房颤，有时没有，但是在发作房颤的间歇本身心跳就非常缓慢，甚至有停跳的时候，到达一定严重的程度，就需要安装起搏器来解决心脏停跳。这时候，房颤只是整个心房病变的一个表现。第二种情况：患者处于房颤发发停停的阵发性房颤阶段，但是每次头晕、眼前发黑都与房颤停止的时刻相关。第三种情况：患者一直处于房颤心律，每次做心电图或动态心电图时，医生都说有房颤，这往往提示患者已经长期处在房颤的心律下了。但是，即便心跳太快的毛病时时刻刻都在发生，心脏却仍然会"偷懒"。当每次"偷懒"停跳时间＞5秒，也需要考虑安装起搏器来防止心脏停跳。第四种情况：对于一些合并疾病较多，病情复杂的房颤患者。例如，心衰合并房颤，当患者的心衰病情需要行心脏再同步化治疗的时候，医生也会建议安装一个特殊功能更高级的起搏器。这时候，起搏器并不针对房颤，而是为了改善心脏功能，治疗心衰。由此可见，心跳快还让装起搏器，是医生根据患者自身情况量身定制的一种治疗策略。

东方宝宝： 房颤患者如果心跳严重减慢或出现晕厥、黑矇症状时，是需要安装起搏器的。

老王： 医生，房颤会导致中风，为什么脑病竟要从"心"防治？

哈特博士：房颤患者的脑中风风险是非房颤患者的 5 倍。这是因为，发生房颤时，左心房有规律的收缩功能消失，使得心房内血液淤积极易产生血栓。左心房前下缘左心耳结构，淤积的血液或形成的小血栓 90% 以上堆积于左心耳内。当血栓脱落后，会随着血液流动堵塞血管，如果堵塞的是脑血管，就导致中风。为了预防房颤所引发的中风，可以采取以下几种措施。第一种方法：通过服用抗凝血的药物使血液无法在心房形成血栓，从而预防中风。第二种方法：对于一些使用抗凝药物容易出血或无法使用抗凝药物的房颤患者，可以采取左心耳封堵预防脑中风及降低出血。左心耳封堵，顾名思义，就是在左心耳门口撑开一把大伞堵住门口，使左心房内淤滞的血液或已形成的小血栓不能进入左心耳内形成大块血栓，以防止左心耳内血栓形成及脱落引起脑中风。左心耳封堵 2 ～ 3 月后，可以停用抗凝药，一定程度降低了出血风险。

东方宝宝：预防房颤中风，要从防治心房血栓做起。抗凝治疗是预防中风的主要方式，左心耳封堵对于部分患者也是一种选择。

老王：医生，对付房颤相关的血栓究竟有哪几类药物？

哈特博士：对付房颤相关的血栓，主要使用的是抗凝药物，其中包括传统抗凝药华法林和一些新型口服抗凝剂：直接凝血酶抑制剂（达比加群）和Xa因子抑制剂（利伐沙班、艾多沙班、阿哌沙班和依度沙班）等新型抗凝药。和传统的华法林相比，新型口服抗凝药可固定剂量使用，无须常规监测抗凝活性，与其他药物、食物相互作用少，具有更好的安全性。需要指出的是，一些患者知晓房颤易导致中风，就开始服用一些中成药、活血药，或接受亲朋推荐服用阿司匹林，这些做法是不可取的。首先，阿司匹林作为抗血小板药物而非抗凝药物已逐渐退出房颤抗栓的舞台。其次，活血类中成药物并没有确实的临床研究证据来支持在房颤中使用。因此，如发现房颤需要使用抗栓药物，一定要去医院咨询过相关专业的医生后谨慎选择。

 东方宝宝：对付房颤栓塞事件的药物主要是传统或新型口服抗凝药物，应咨询专科医生选择使用。

 老王：如何知道我吃抗凝药物会不会增加出血风险？

 哈特博士：抗凝治疗是双刃剑，部分房颤患者既是中风高危人群，又是出血高危人群。抗凝药物主要不良反应是出血，因目前抗凝药物通常为全身抗凝，并不能只作用于血栓或栓塞处，所以即使是循证医学证据最多的抗凝药物，出血也无法完全避免。2010 年欧洲心脏病学会（ESC）公布的《房颤治疗指南》不仅提升并规范了房颤的抗凝治疗，且首次提出了出血风险评估系统——HAS-BLED 评分系统。出血和血栓具有很多相同的危险因素：如年龄、高血压、中风。因此，在使用抗凝药物前必须充分权衡患者中风和出血风险，选择合适的药物种类和剂量。当 HAS-BLED ≥ 3 分时提示出血高危，但不能作为抗凝禁忌证，抗凝治疗对多数患者仍增加净获益。

东方宝宝：虽然抗栓药物有一定出血风险，但总体是改善房颤患者预后和生存质量的，不要"因噎废食"哦！

老王：如果我使用华法林，该如何监测？

哈特博士：平衡出血和卒中风险对于房颤患者最佳抗凝治疗而产生最小不良反应是很有必要的。尽管口服抗凝药法华林对预防房颤血栓栓塞的作用确切，但华法林既具有有效抗凝又无明显出血风险［国际标准比比率（INR）范围 2.0~3.0］的药物剂量窗非常窄，且易受饮食、药物等诸多因素影响。我们需要加强监测，服用华法林患者开始用药第 3 天、第 7 天、第 10 天抽血化验，如果 INR 达标，则每周化验 1 次，如果仍然达标，则在服用华法林第 1 个月以后每个月复查 1 次。老年人检测频度需高于普通人群，首剂 3 天后测 INR，其后隔天测，直至连续 2 次在目标范围内，后每周监测 2 次共 1~2 周，稳定后每月查 1~2 次。HAS-BLED 评分 ≥ 3 分的房颤患者具有高危出血风险，尤其需要加强监测。新型抗凝药抗凝效果不劣于华法林，且出血风险明显降低，不需要常规监测，且与其他药物和食物的相互作用较少，通常情况下优选直接口服抗凝药，但有些情况不适于选择直接口服抗凝药，好心脏机械瓣患者及中重度二尖瓣狭窄、终末期肾衰竭患者，这些患者只能选择华法林抗凝。

东方宝宝：使用华法林一定要定期去医院复查凝血功能哦！

老王：听说左心耳封堵手术也能防治房颤中风，是这样的吗？

哈特博士：研究发现，房颤时左心耳血流速度明显减低、排空速度减慢，甚至功能丧失，这为血栓形成提供了重要的血流动力学基础。经食管超声检查发现，非瓣膜性房颤患者心房内血栓90%以上位于左心耳。这表明，预防左心耳血栓形成可能会减少房颤血栓栓塞事件的发生。近年来，使用器械对左心耳实施封堵即左心耳封堵术，对一些具有高中风风险，且不能耐受抗凝药物治疗的患者而言，是一种新的选择。但实行左心耳封堵术也需要把握严格的适应证。

东方宝宝：左心耳封堵术是一种新的预防房颤中风方法，对具有高中风风险、存在抗凝治疗禁忌证或不能依从、不耐受者，可以采用左心耳封堵治疗！

第四章　房颤患者的自我管理

老王：我不想发生房颤，平时要怎么做呢？

哈特博士：首先，不要恐惧。房颤是可防可控的，要以平和的心态去面对疾病，保持愉快心境，减少情绪对心脏的刺激；其次，养成良好的生活习惯，健康饮食、充分睡眠、规律运动、合理控制体重，有助于维持心脏正常节奏、减轻心脏负担。此外，特别值得注意的是，要改掉一些坏习惯，吸烟及酗酒不仅增加房颤发生率，还会导致中风、心衰等并发症的风险升高，因此，戒烟戒酒很重要。另外，含有咖啡因的物质诸如浓茶、咖啡的饮用量也要相应控制，某些可能促发不规则心律的咳嗽或感冒的药物应谨慎服用。除此之外，应该积极控制自身存在的房颤相关病因，如高血压、糖尿病、冠心病、瓣膜病、肺心病、甲亢及睡眠呼吸暂停等。最后还要提醒一点，如果房颤发作，要及时就医，尤其是合并头晕、气急、胸闷、胸痛甚至黑矇、晕厥等情况时，一定要马上平卧休息，呼叫"120"急救中心，马上到医院接受急诊处理。

东方宝宝：戒烟戒酒，健康饮食；规律睡眠，定期运动；控制血压，管好血糖；症状发作，医院报到；心情舒畅，远离房颤！

老王：我听说有的人始终处于房颤状态，这样的话，应该注意些什么啊？

哈特博士：是的，有的患者会演变为持续性甚至永久性房颤。永久性房颤患者极难恢复正常的窦性心律，心房正常功能丧失，心脏持续不规则跳动。面临这种情况，也不要悲观，只要最大限度维持心室泵血功能，大部分患者都能维持正常的日常生活。首先，永久性房颤患者也应坚持前面提到的生活方式调节及病因控制，以减少房颤并发症的发生；其次，这类患者应控制心室率，防止心率过快影响心脏泵血，甚至诱发心衰、心绞痛。因此，要减少剧烈运动及情绪波动，有时还要在医生指导下服用一些控制心率的药物，以达到安静时心率不要超过每分钟100次，行走时不要超过110次。另外，尤其值得注意的是，这类患者一定要积极防止血栓形成、预防中风，在医生指导下坚持抗栓治疗或行左心耳封堵术，降低中风风险。

东方宝宝：永久房颤不要怕，控制心率防中风。

老王：我得了房颤，我是不是就得完全休息了呀，还能活动吗？

哈特博士：房颤患者在不同的疾病状态下，对运动的要求也有所不同。总的来说，在房颤的急性发作期，尤其是伴有明显症状时，尽量不要做运动，建议以休息为主。但随着疾病进入稳定期，无论阵发性，还是持续性房颤，均鼓励患者做适当运动。运动锻炼不仅可以提高心律稳定性，还有助于控制血压、血糖、肥胖等房颤病因和危险因素，降低卒中风险。运动时，不要时间过长或过于剧烈，应以低、中强度的有氧运动为主，如每周 3 ~ 4 次，每次 20 ~ 30 分钟以上的步行、慢跑、游泳或骑单车等，可以根据自身情况循序渐进。同时运动过程中，不要让自己心率过快，也不要出现心悸、气短的表现。

 东方宝宝： 急性发作应休息，稳定之后做运动，有氧运动要坚持，低、中强度更合适。

 老王： 我平时爱喝两口小酒、抽两口香烟，有没有影响呀？

哈特博士：烟草中的尼古丁、烟焦油、烟碱会影响心房结构和功能，干扰心脏节律的稳定性，吸烟者房颤发生率是不吸烟者的2倍！另外，吸烟还会增加房颤发作频率，诱导房颤由阵发性向持续性转变，并使血栓和中风的发生风险大大增加！饮酒也有很大危害，酒精会产生心肌毒性，导致心房、心室扩大，干扰心脏电活动，长期饮酒会诱发心衰和房颤。有报道，每日饮8~9克酒精，房颤发生率就会增加8%！另外还有一种现象，节假日大量饮酒后，因为房颤发作而就诊的患者数会激增，有人将其称为"假期心脏综合征"。因此，房颤患者要坚决戒烟戒酒。另外，避免劳累、紧张、熬夜、激动、暴饮暴食、消化不良、感染及摄入盐过多等也有助于房颤的控制。

东方宝宝：房颤患者，远离烟酒！

老王：我的微创手术已经做完了，是不是就永久告别房颤了？

哈特博士：房颤的发生机制非常复杂，导管消融术后，仍有10%～30%的患者可能会再发房颤，即使手术良好控制了房颤发作，也需要长期控制自身合并的可能导致房颤发生的疾病及危险因素。因此，微创手术后，还是要留意各种心脏相关的临床症状，定期去医院接受检查，在医生指导下用药。另外，注意营养均衡，劳逸结合，避免烟酒，稳定情绪，坚持健康的生活方式。

东方宝宝：术后还是要留意，定期检查防复发。

老王：房颤若在吃防血栓的药，平时要注意些什么吗？

哈特博士：首先，要注意观察身体有没有出血的迹象。较轻出血：如牙龈出血、皮肤淤点；明显出血：如鼻出血、血尿；严重出血：如咯血、呕血、颅内出血等。有出血现象要及时就医。其次，服药期间避免饮酒，避免同时使用其他抗栓药物如阿司匹林肠溶片等以减少出血风险，如因合并其他疾病需联用，一定要在专业医生指导下进行。另外，要定期到医院接受检查，尤其是服用华法林期间，必须定期检测凝血指标 INR，并根据 INR 值调整用药；除此之外，要留意可能影响药物疗效的食物及药物，富含维生素 K_1 的食物如芫荽、西芹、菠菜、甘蓝、莴苣及花椰菜等绿叶蔬菜会降低华法林疗效。因此，服药期间，这类食物的摄入应均衡，而葡萄柚、芒果、龟苓膏、鱼油等可以增强疗效，但要避免一次性大量食用，增加出血风险。如患有其他疾病，要提前告知医生正在服用华法林，尽量避免服用那些影响疗效的药物，如对乙酰氨基酚、红霉素、环丙沙星、卡马西平、利福平、胺碘酮、心律平和地尔硫䓬等，如果必须服用，要增加检测 INR 的次数，调整华法林服用剂量。目前，在国内可以使用的新型口服抗凝药（NOACs）包括达比加群、利伐沙班、艾多沙班和阿哌沙班，虽然平时不需要抽血化验监测凝血指标，但也有出血的风险，特别是与一些药物合用时，如胺碘酮、氟康唑、利福平和苯妥英钠等，所以合并用药时应谨慎。

东方宝宝：抗凝药物须随访，观察出血要仔细，绿叶蔬菜请均衡，合并用药应谨慎。

老王：吃着抗凝药，我要多长时间到医院来一趟？

哈特博士：服用华法林有严格的随访要求，必须定期到医院检测凝血指标INR，一般要求将INR控制在2～3，过高会导致出血，过低则不能达到抗栓效果。在最开始用药时，每2～3天就应该检测INR，并根据指标调整剂量，当药物稳定起效后，可每周查一次，指标连续达标数周后，可逐渐延长至每2～4周复查一次。长期服药期间，也应至少每1～3个月去医院随访1次，由有经验的医生或在专科门诊进行，除了检测INR，还要检测尿、粪便潜血，定期检测肝肾功能和血细胞。服用新型口服抗凝药平时虽不需要监测凝血指标，但有些药物如达比加群要加强肾功能监测。无论是华法林，还是新型口服抗凝药，在合并出血、联合用药、肝肾功能损害及其他疾病时都应该及时去医院听取医生建议。

东方宝宝：华法林抗凝要有效，定期验血太重要。

老王：吃着抗凝药时出血了怎么办？

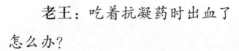

　　哈特博士：只要出现出血迹象，都应该到医院接受专科医生的建议。如果是轻微出血，比如牙龈出血、眼结膜出血、皮肤少量出血点、尿中有红细胞、大便潜血阳性等，一般无须停用抗凝药物，密切观察、定期复查即可，不用过于紧张。但轻微出血也不要大意，有加重趋势要及时就诊。如果是严重出血，如身体重要部位包括消化道、泌尿道、心包腔、脊髓内、眼内或其他脏器等的出血或明显出血，须立即停用抗凝药物，并迅速就医。例如，发现大便呈黑色，像柏油一样，往往提示严重上消化道出血。另外，如果之前有少量出血征象，突然感到心慌、乏力及出虚汗等情况，则预示出血量较大，需立即急诊治疗。只要按照医生要求科学服用抗栓药物，并在有出血迹象时及时就医，严重出血的风险就会控制在极低水平。因此，切记因噎废食，抗凝药物是对抗房颤中风的重要武器！

东方宝宝：轻微出血不可怕，密切观察很重要，严重出血速去医院就诊，合理抗凝是关键。

老王：我听人家说，阿司匹林是抗血栓的，我可以用吗？

哈特博士：答案是否定的。阿司匹林的作用是抑制血小板聚集，抑制动脉血栓形成，华法林和新型口服抗凝药属于抑制凝血的药物，用于静脉血栓的防治。房颤患者心房产生不协调颤动，血流速度减慢甚至淤滞，凝血因子局部浓度增高、血液黏稠度增加、血液淤滞，形成的血栓属于静脉血栓的性质，需要应用抗凝药物预防栓塞。因此，阿司匹林与华法林等在抗栓机制上完全不同，阿司匹林预防房颤脑中风的效果也远不如华法林等抗凝药。因此，不推荐阿司匹林替代华法林等抗凝药物用于房颤患者血栓栓塞的预防。

 东方宝宝：房颤抗栓要抗凝，阿司匹林不推荐。

 老王：中风太可怕了！要预防应该怎样做？

 哈特博士：我们现在已经了解到，房颤患者发生中风的平均风险是普通人的 4 ~ 5 倍，同时，5 个中风患者中也至少有1人是因房颤血栓脱落所致。然而，同样是房颤，不同患者中风的概率却不尽相同，从近乎于0到高达15.2%，这其中的差异主要取决于患者的自身特点。总的来说，年龄越大，风险越高，女性又高于男性，而合并高血压、糖尿病、心衰、动脉粥样硬化的患者更容易发生中风。因此，房颤患者应该严格控制这些合并疾病，降低发生中风的风险。另外，在生活中，需要戒烟、戒酒、健康饮食、控制体重、规律运动、减少情绪波动及保持大便通畅等，用健康的生活方式抵御中风。如果出现了中风先兆表现应及时就医。当然，防范中风的重中之重，是在专科医生的指导下接受长期抗凝治疗，有效的抗凝治疗可以使中风的风险下降64%。部分患者因存在服用抗凝药物的困难或出血高，也可以由医生判断是否适合行左心耳封堵术。

 东方宝宝：控制风险，健康生活，积极抗凝，远离中风！

老王：中风有什么先兆吗？

哈特博士：我们这里所说中风，医学上称为缺血性卒中或脑梗死。发作之前往往也会伴有一定的先兆，如能及时发觉这些征兆并积极防治，可以在很大限度上减少中风带来的危害。这些先兆症状，往往是由短暂性脑缺血发作（TIA）造成突发的、短暂性、可逆性神经功能障碍。主要表现有：突发一侧肢体麻木或活动不利，如手臂突然乏力，持物落地，或走路不稳，有"踩棉花感"；突然出现口角歪斜、流口水、说话困难、吐字不清或听不懂别人的话；突发头痛、头晕、一过性眼睛发黑、瞬间失明或视力模糊等；有的脑缺氧患者会出现哈欠连天、嗜睡或意识模糊。这些症状通常在30分钟内完全恢复，很多人将其归因于劳累、睡眠不足、肢体受到压迫或其他原因所致，不予重视，错失中风的预警信号。因此，出现上述现象，一定要及时就医。

东方宝宝：一侧手脚不利索，口角歪斜流口水，说话困难"大舌头"，头晕头痛眼发黑，哈欠连天总想睡，警惕中风早就医。

老王：要是真的中风了，我该怎么做？

哈特博士：中风患者如果没有及时得到医治，错过黄金抢救时间（发病4.5小时内），就可能导致终身残疾甚至危及生命。因此，早期识别中风至关重要。一个全世界流行的自评方法有助于快速识别中风：笑一下，看嘴歪不歪；举起双臂，有无一侧麻木和无力；重复一句话，是否说不出或说不清。如果上述三项有一项存在，应明确记下发病时间，然后第一时间拨打"120"。一旦发生中风，在场人员在等待急救车的过程中，还可以采取以下措施：在尽量减少移动下让患者就地低枕平卧，头偏向一侧，防止出现呕吐时呕吐物反流而窒息；解开患者领口、领带、裤带、内衣等，如有假牙也应取出；有条件可以给患者测量血压、血糖；患者意识清醒、没有窒息时，可以适量饮水或服药，但如果已经神志不清，不要服用任何东西，也不要用力晃动或拍打患者。患者和家属都在突发情况下，尽量保持冷静，减少情绪干扰，"抓住"救治的黄金时间。

东方宝宝：借助口诀识中风，马上拨打"120"，头偏一侧就地平卧，黄金时间误不得。

老王：房颤会不会让我的生活变得一团糟？

哈特博士：房颤在老年人群中非常常见，只要正确认识房颤、合理控制房颤、积极防治中风等并发症，房颤并不会给生活带来太多干扰。发生房颤时，保持乐观与冷静，在医生帮助下寻找自身病因和危险因素，积极控制，接受科学的复律治疗；生活中戒烟戒酒、适度运动、合理饮食、控制体重，减少房颤发作，即便是永久性房颤，合理的控制心率也可以很好地带病生活；要意识到房颤会导致中风的发生，在医生指导下长期接受抗凝治疗，并且定期去医院接受访视，使药物充分发挥抗凝疗效的同时，出血风险也降至最低；对中风的前兆保持警惕，学会早期识别中风的方法，中风来袭时第一时间呼叫"120"，抓住治疗的黄金时间。房颤并不可怕，用科学的知识武装头脑，接受专业医生的诊治，坚持健康的生活方式，冷静面对，乐观积极，生活依旧可以很美。

东方宝宝：控制病因，尝试复律，健康习惯，坚持不懈，合理抗凝，预防中风，发生房颤了，生活继续！

第一章　缓慢性心律失常的基本认知

老王：最近比较烦，心里比较慌，去社区医院做了个心电图检查，说我心动过缓。请问哈特博士，究竟心跳多少次就算心动过缓？缓慢性心律失常到底是怎么界定的呢？

哈特博士：正常人的心率多在 60～100 次 / 分。除专业运动员以外的成人，清醒时心率如果＜60 次 / 分，统称为缓慢性心律失常，又称为心动过缓。近些年来，欧美指南倾向于将缓慢性心律失常的诊断标准降至＜ 50 次 / 分。有部分人的心率慢但不能说是病态的，比如运动员的心率就可以只有 50 次 / 分左右，但很健康。如果是运动员、重体力劳动者或睡眠状态的窦性心律偏慢而不会引起任何症状，那就属于生理性的窦性心动过缓，故不诊断为缓慢性心律失常。缓慢性心律失常可大致分为两大类，即窦房结功能障碍和房室传导阻滞。窦房结就是我们心脏的"总司令"，它发一次号令，心脏就跳一下，通常每一秒钟约发一次命令。窦房结要是生病了就会发生窦房结功能障碍，它就不能正常地"发号施令"，心跳也就慢了。窦房结功能障碍可以表现为窦性心动过缓、窦性停搏、窦性静止、窦房阻滞和病态窦房结综合征。房室结是心脏的"前线通信员"，它要是生病了，"总司令"发的信号就会被传送延误，或者丢失，甚至传不出去。因此，房室传导阻滞分为Ⅰ度（信号传导被延迟）、Ⅱ度（信号传导被丢失）和Ⅲ度（信号传导被终止）。

东方宝宝：总之，缓慢性心律失常是以心率减慢，通常＜60次/分为特征的疾病。

老王：医生说我有心动过缓，可我没有什么特别感觉，只是偶尔有头晕。请问博士，缓慢性心律失常到底会引起什么症状呢？

哈特博士：缓慢性心律失常的症状主要是由心跳缓慢引起，当心脏每分钟的有效泵血量不能满足身体重要器官的需求时就会产生相关脏器的急性或慢性缺血症状。心率有点慢时，部分患者可能没有任何症状，或者偶尔感觉有点头晕。当心率减慢严重时，患者可以出现心慌、胸闷；当引起脑供血不足时，就可以出现头晕和记忆力减退，严重时会出现黑矇、晕厥等；如果引起肌肉的血液供应不足，就会出现疲劳、乏力；如引起胃肠道的血液供应不足，就会出现厌食症和食欲不振；当引起心脏供血不足，如果患者本身有冠心病，就会诱发心绞痛或心肌梗死。

东方宝宝：总之，部分心率减慢不明显的缓慢性心律失常患者可能没有任何症状，或者偶尔感觉有点头晕、乏力。当心率减慢严重时，缓慢性心律失常就会引起黑矇、晕厥等症状。

老王：听哈特博士这么一讲，我对缓慢性心律失常有了些初步认识。那么请问，除了上述症状，缓慢性心律失常会对我们的身心健康造成什么危害呢？

哈特博士：心脏是人体至关重要的"发动机"，不分昼夜地连续工作，维持全身的血液供应。当出现缓慢性心律失常时，轻则出现头晕；重则出现眼前发黑、晕厥、肢体抽搐；甚至昏迷、呼吸停止、大小便失禁；如果心脏停跳 5 分钟，脑细胞出现不可逆性损害；心脏停跳 10 分钟，即出现脑死亡。所以，对于抢救危重缓慢性心律失常甚至心脏骤停的患者，是分秒必争的。

长期的心动过缓，可导致患者的心、脑、肾等脏器长期处于缺血状态，会导致心衰、认知功能减退或中风、肾功能不全等，严重影响患者的生活质量和寿命。严重的心动过缓可以突然发作而导致猝死，或者导致意外发生。例如，如果一个人在驾驶或高空作业中，突然因心脏骤停几秒而黑矇或晕厥，就会引起次生事故或死亡。稳定的且心率减慢不明显的缓慢性心律失常患者可能不会有太多危害，或只产生轻微症状。然而，当缓慢性心律失常为新发、不稳定或者心率减慢严重时，就有可能影响全身脏器的功能，导致猝死及意外发生。

东方宝宝：总的来说，缓慢性心律失常对身体产生什么样的危害，因人而异，主要看慢的程度。严重的缓慢性心律失常的危害是巨大的，可以导致猝死及意外发生。

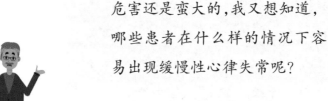

老王：缓慢性心律失常的危害还是蛮大的，我又想知道，哪些患者在什么样的情况下容易出现缓慢性心律失常呢？

哈特博士：总的来说，老年人、有基础心脏病的人容易出现缓慢性心律失常。为什么说老年人易患呢，因为随着年龄的增长，心脏的传导系统在逐渐老化和功能减退。当然缓慢性心律失常也常继发于其他的一些心脏疾病。比如，冠心病、急性心肌梗死，可能引起心脏传导通路缺血坏死，从而导致窦房结这个"总司令"和房室结这个"通信员"不能正常工作或彻底失灵，从而出现心动过缓。另外，在使用一些可以减慢心率和心脏传导的药物过程中，剂量过大或中毒也可以导致缓慢性心律失常。例如，地高辛中毒，过量使用 β 受体阻断剂或地尔硫䓬类药物等。其次，某些毒物或食物中毒，例如野生蘑菇中毒；严重的电解质紊乱；以及各种原因引起急性心肌损伤且累及心脏传导系统时也会产生缓慢性心律失常，比如重症心肌炎、脓毒血症及严重的自身免疫反应等。

东方宝宝：总的来说，老年人、有基础心脏病的人，以及各种原因引起急性心肌损伤且累及心脏传导系统时容易出现缓慢性心律失常。

老王：听哈特博士这么一讲，我觉得缓慢性心律失常也是蛮可怕的。那么，请问我怎么在日常生活中能及早发现它呢？

哈特博士：对于普通老百姓而言，只要反复出现头晕、黑矇、晕厥而苏醒后基本上恢复正常，就要知道自己可能出现了缓慢性心律失常。在日常生活中，若没有任何症状，我们也可以通过一些简单的方法来检测自己的心跳次数。首先，可以自己摸脉搏，通常情况下一次脉搏对应一次心跳，数1分钟有多少次脉搏就知道自己的心率了。其次，现在的电子血压计测量血压时，也会报告心率。另外，目前，市面上可以购买到多种可穿戴的心电监测设备，或手环手表等移动监测设备，也可以提供连续的心动监测服务。这些简便的方法和设备可以用于缓慢性心律失常的常规筛查和患者的自我识别。一旦通过症状或监测设备而怀疑自己发生缓慢性心律失常时，一定要及时去医院看心内科医生进行确诊，进一步行普通心电图或 24 小时动态心电图检查，并寻找导致心动过缓的病因。重要的事情得再讲一遍，再次强调一下：一旦出现黑矇、晕厥或短阵意识障碍，同时自测心率低于 50 次 / 分时，一定要及时就近就诊，避免猝死和意外发生。

东方宝宝：我们可以通过心动过缓的典型症状，自触脉搏和一些简便的心动监测设备来早期识别缓慢性心律失常。一旦识别出后，切记要及时到正规医院就诊。

第二章　缓慢性心律失常的治疗原则

老王：是不是心跳慢了都要治疗啊？

哈特博士：不是的。心跳慢主要看两点，一是什么原因造成的心跳慢？如果是睡觉休息的时候心跳慢一点，或者是体育运动员平时心跳也偏慢，比如，每分钟50次，很可能是一种正常的生理状况，是不需要治疗的；如果是因为吃了一些药物导致的心跳慢，比如地高辛、美托洛尔、比索洛尔等，可以先把导致心跳慢的药物停掉，观察看心跳是否恢复正常，如果恢复了，也不需要特别的治疗。如果是由于疾病导致的心跳慢，则应该寻找具体病因，积极治疗。比如，心肌炎、严重的心脏缺血，如果能够通过治疗使心率恢复的话，也可以避免起搏器治疗。二是心跳到底有多慢？如果心跳特别慢，比如窦性心律下有超过3秒的长间歇，房颤状态下有超过5秒的长间歇，或者清醒状态下心率持续低于40次／分，患者又伴有头晕、黑矇甚至晕厥等心跳慢的症状，则应该积极治疗。如果仅仅是1～2秒的停搏或者不低于50次／分的心跳慢，患者又没有明显的不舒服，则可以继续观察，不着急治疗。

东方宝宝：心跳慢并不是都需要治疗，主要看心跳慢的原因和程度，发现心跳慢请到专科就诊。

老王：什么样的药物能够加快心率呢？心跳慢的患者可以使用吗？

哈特博士：临床上有一些药物能够加快心律，口服的有 β 受体激动剂、阿托品、麻黄碱等药物，但往往有一些不良反应，比如阿托品可能有心慌、排尿困难、口干舌燥等不良反应，一般不用于青光眼和前列腺肥大的患者，也不适合长期应用。静脉用的有阿托品、麻黄碱、异丙肾上腺素等药物，可以作为急救提高心率使用，但不建议长期应用。因此，心跳慢的患者一般不建议通过使用药物来提高心率。临床上，确有需要的，应该在医生指导下短期使用。

东方宝宝： 提高心率的药物大多只能短时使用，长期的治疗还是需要起搏器治疗。

老王： 中医药是我国的瑰宝，有什么办法治疗心率慢？

哈特博士： 缓慢性心律失常在中医学上属于"心悸""眩晕""怔忡""迟脉证""厥证""脱证"等范畴。《濒湖脉学》指出："迟来一息至唯三，阳不胜阴气血寒。"说明迟脉为阳虚之象。心为阳脏，心阳不足，阴邪上乘，神失所舍，故见心悸怔忡。心失所养，脑失所濡，则胸闷头眩，脉行迟缓，严重者清窍失养发为晕厥。许多患者表现为神疲乏力、胸闷胸痛、畏寒肢冷、小便不利或清长、头晕目眩，脉沉迟或伴结、代，舌胖大边有齿痕，舌质淡黯，故心肾阳虚为此病之本，血脉淤滞、痰浊内阻为标。根据辨证分型，最为常用的传统方剂有参附汤、四逆汤、麻黄附子细辛汤、生脉散、人参四逆汤、桂枝人参汤、阳和汤、右归丸（方）、瓜蒌薤白半夏汤、血府逐瘀汤等。此外，针灸也对心跳慢有一定的治疗作用。

老王：心率慢的患者服用其他药物时要注意什么？

哈特博士：临床上，有很多药物会造成心跳减慢，常见的 β 受体阻滞剂——美托洛尔、比索洛尔等。β 受体阻滞剂是常用的心血管药物，可用于治疗冠心病、高血压、心功能不全、快速性心律失常等多种疾病，很多人都在服用。还有洋地黄类药物，洋地黄是一种中草药类的植物，从洋地黄叶中已分离出的强心苷，一直用于心衰的临床治疗，最常用的就是地高辛，静脉用的叫毛花苷 C（西地兰）。服药期间密切关注心率情况，如果出现明显的心跳减慢并伴随不适症状，要赶紧到医院就诊，停用地高辛，查地高辛血药浓度。其他一些抗心律失常药物如普罗帕酮、胺碘酮、地尔硫䓬、维拉帕米等，在改善心律失常的同时，对于心血管的不良反应主要是：房室传导阻滞、心动过缓、束支传导阻滞、慢性心衰、低血压、心悸及晕厥等。因此，在就诊时应该告知医生自己的心率情况，并在使用中严密监测心率情况。如果出现缓慢性心律失常，停药后可自行缓解，大多不需要治疗。如果这种药物在治疗过程中必须要使用，又发生了严重的心动过缓而不能耐受，必要时可以安装心脏起搏器，在起搏器的保护下继续应用药物治疗。

东方宝宝：警惕药物引起的心律失常，心动过缓就医时注意提供目前的用药状况，如果记不住药名，把药连盒子带来是个好办法。

老王：心率慢的患者生活上要注意哪些？

哈特博士：心率慢本身对饮食并没有特殊的要求。但心跳慢可能与营养不良、贫血等相关。因此，对于营养不良的患者应加强营养，荤素兼吃，合理搭配膳食，保证摄入全面充足的营养物质，使体质从纤弱逐渐变得健壮。多食补气血、温补脾肾的食物，如莲子、桂圆、大枣、桑椹等果品，具有养心益血、健脾补脑之力，可常食用。但总的来说，饮食对心率慢的影响并不大，如果患者有反复头晕、乏力，甚至黑矇等情况，还是应该及时就医，不要单独出行，需要有人陪护。

老王：心率慢的患者能正常运动吗？

哈特博士：心率偏慢的患者，如果不是特别缓慢到需要装起搏器的情况，则一般的运动不受影响，可以散步、快走、游泳等。有些运动员的心率慢，是因为他们心肺功能强，平时需要每分钟跳60次才能完成的任务，他每分钟跳40次就可以了。因此，这样的心动过缓并不影响运动。但如果是由于心脏起搏的"司令部"或者传导系统发生老化导致的心动过缓，还是要避免剧烈运动。

东方宝宝：能否正常运动不能光看心率，还需要关注心动过缓的原因和心功能状态。

第三章　什么情况下需要植入起搏器

老王：最近做了个体检，心电图检查提示心动过缓，我需要植入起搏器吗？

哈特博士：这个问题有些复杂。我们先来看看起搏器能够起到什么作用。

起搏器能够保证心率在设定的最低次数以上，这是起搏器能够提供的主要功能。迄今，起搏器是长期治疗心动过缓的唯一手段。那么，什么样的心动过缓需要植入起搏器呢？体检时发现的心动过缓通常是指心率在正常下限以下，也就是60次／分以下。存在心动过缓和必须植入起搏器并不划等号，重要的是看患者有没有因为心动过缓而出现临床症状，包括乏力、头晕、黑矇及晕厥等情况，如果有上述情况，且患者存在心动过缓的客观证据（心电图或动态心电图检查提示显著的心动过缓、高度传导阻滞等情况），则需要植入起搏器。如果患者有心动过缓的客观证据，没有临床症状，这时候就需要综合评估患者的心动过缓是否需要治疗了。评估的内容包括患者最低心率、最长的心脏停搏时间、心功能情况及是否合并其他心律失常。比方说一个青年男性，他平时的心率在50次／分，且没有合并其他的心律失常（如高度传导阻滞、心动过速等），活动能力正常，没有临床症状，那他不需要植入心脏起搏器。因此，是否需要植入起搏器，需要综合评估，而不是完全根据心电图所显示的心率次数。体检发现心动过缓的情况，建议到心脏专科做进一步的检查，让专科医生来判断是否需要植入起搏器治疗。

东方宝宝：专业的问题留给专业的人去解决，心动过缓请及时就诊。

老王：最近我老是觉得头晕、心慌，有一次还突然不知不觉摔倒了。到医院做了动态心电图检查，医生建议我植入起搏器，可是我的心跳不慢呀，平时在家用血压计测量的时候，心跳常常还挺快的，是不是医生搞错了？

哈特博士：许多人认为，需要植入起搏器是因为心跳太慢了，而我的心跳并不慢，还经常有心率快的情况，不可能需要植入起搏器。但有一种心脏节律疾病叫做"慢－快综合征"，这类患者的正常心脏起搏的"司令部"——窦房结功能异常，可以出现心动过缓和房性心动过速交替的现象。还有一种现象叫做"快－慢综合征"患者在房性心动过速中止时，会出现较长间歇，甚至有的患者会出现＞5秒的长间歇，可导致突发的黑矇或者晕厥。这种情况下，植入起搏器后使用抗心律失常药物可减少心动过速的发生，也可以避免发生心动过缓的风险。

　　还有一些患者基础的心率并不很慢，但由于窦房结功能异常，活动后心率提高不显著，在运动后的最高心率不能高于90次/分，且患者存在乏力、活动能力下降、头晕等症状，也可考虑植入起搏器。

东方宝宝：心动过缓可能表现为过速、过缓交替，仔细的检查和分析能够帮助我们发现病因。

老王：最近体检心电图检查提示我存在房室传导阻滞，听起来很严重啊，我是不是要装起搏器了？

哈特博士：房室传导阻滞是常见的心律失常。通常来说，Ⅰ度房室传导阻滞不伴随心动过缓的话不需要特殊治疗，临床随访就可以了。Ⅱ度以上的房室传导阻滞则需要进行鉴别。Ⅱ度Ⅱ型或Ⅲ度房室传导阻滞通常称为高度房室传导阻滞，说明我们心脏起搏的"司令部"——窦房结发出的起搏信号不能正常传递到心室。Ⅱ度Ⅰ型伴临床头晕、黑矇、晕厥症状与高度房室传导阻滞，这样的情况下起搏器就变得非常必要了。

东方宝宝：传导系统就像心脏中的"电线"，电线老化会导致信号传输受阻，起搏器就是解决电线老化的工具。

老王：最近我经常头晕，又常常眼前发黑，一次差点摔倒。到医院检查，医生说我需要植入起搏器，我年纪大了，不想做手术，不装的话会怎样啊？

哈特博士：老王，你的情况其实是比较典型心动过缓的症状，这样的情况下，如果不植入起搏器，首先你头晕、黑矇的症状会反复发作，其次心动过缓会导致多器官供血不足，你会有明显的乏力、体力下降；当出现严重大脑供血不足的时候，可能出现反复晕厥，年纪大的人晕厥后容易发生骨折等严重外伤。现在起搏器植入是一个微创手术，只需要进行局部麻醉，手术安全、有效。你因为害怕手术，不接受起搏器的话，可能会因小失大。

东方宝宝：起搏器植入是微创手术，手术简单，安全性高，切勿因为害怕手术，延误治疗。

老王：听了你的解释，我下定决心去装起搏器了，手术前需要做什么特别的检查吗？

哈特博士：心电图和动态心电图检查是决定是否需要进行起搏器植入术的重要检查。患者目前用药的情况也很重要，因为如果是由于服用减慢心率的药物引起的心动过缓首先需要的不是植入起搏器，而是停用影响心率的药物。起搏器手术前进行血常规、凝血功能、肝肾功能、血糖、电解质等检查是必要的，能够了解患者是否还有其他疾病及其可能对手术的影响。心脏超声检查也是术前必须的，能够了解患者心脏的结构和功能。

东方宝宝：全面了解健康情况，为手术安全保驾护航。

第四章　起搏器类型和植入手术简介

老王：最近我老伴心跳很慢，医生让她装起搏器，这是个什么装置？

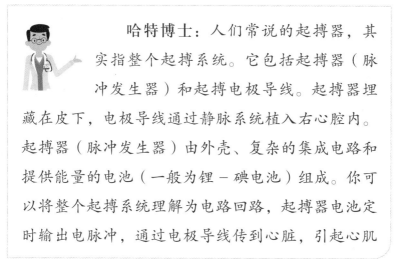

哈特博士：人们常说的起搏器，其实指整个起搏系统。它包括起搏器（脉冲发生器）和起搏电极导线。起搏器埋藏在皮下，电极导线通过静脉系统植入右心腔内。起搏器（脉冲发生器）由外壳、复杂的集成电路和提供能量的电池（一般为锂－碘电池）组成。你可以将整个起搏系统理解为电路回路，起搏器电池定时输出电脉冲，通过电极导线传到心脏，引起心肌激动收缩，心肌激动通过电极导线传给起搏器，起搏器感知到激动后会根据情况调整下次发放电脉冲的时间。

东方宝宝：总之，心脏起搏器是一个植入体内用于治疗缓慢心律失常的电子治疗仪器。

老王：起搏器既然是电池驱动的，电量用完了怎么办？

哈特博士：是的，随着时间推移，剩余电量会逐渐减少，如果平时完全依赖起搏器，电池耗竭较快。起搏器植入后应每年到医院随访一次，程控仪会查看起搏器工作状况，提醒医生电池还能用多久。当提示电量还剩不到1年时应增加随访频率，及时发现电量耗竭，更换起搏器。

老王：怎么更换起搏器，和第一次手术一样吗？

哈特博士：更换前，医生会检测起搏器参数，如果导线性能良好，就只需要打开皮肤囊袋，取出起搏器电池，换成新的起搏器电池并与原导线连接就行了。如果导线老化，就需要植入新的导线。

东方宝宝：一般情况下，电池用完了只需要更换起搏器，不需要重新植入电极导线。

老王：医生跟我们说起搏器有单腔、双腔的，我不太懂有什么区别，该怎样选择？

哈特博士：这是根据起搏电极导线植入的心腔分类的。如果只有一根起搏电极导线，单独植入在右心房或右心室，就是单腔起搏器；如果右心房和右心室里均植入电极导线，就是双腔起搏器。有的患者植入起搏器不仅需要改善缓慢性心律失常，还可以改善心脏功能。部分患者还会在左心室植入电极导线，变成三腔起搏器。

老王：医生建议我植入双腔起搏器，这是怎样选择的呢？

哈特博士：这种选择因人而异。心脏就像身体里的一个血泵，不停地把血泵出以满足全身的需要。正常心脏收缩的过程是心房先收缩，心室再收缩。对于一位房室传导阻滞的患者，如果只植入一根心室电极，手术时间可能更短，但心房和心室的收缩不能同步，但如果患者大多数时间不需要起搏，或者本来就是房颤心率，不存在收缩同步的问题，单腔起搏器就可以了。而双腔起搏器需要植入2根电极，一根电极在心房，一根电极在心室，就可以按顺序刺激心房、心室顺序收缩，类似人体的生理情况。因此，如果房室传导阻滞的大部分患者是窦性心律，则优先推荐植入双腔起搏器。

 东方宝宝：总之，双腔起搏器比单腔起搏器更符合生理状态。

 老王：装了起搏器是不是不能做磁共振成像检查了？

 哈特博士：传统的起搏器在做磁共振成像检查时可能出现起搏器工作失常，起搏器激动不了心室或心肌穿孔，改变起搏频率等情况，甚至曾有死亡的报道。因此不能做磁共振成像检查。

老王：上次医生说现在有了"抗"磁共振起搏器，建议我们选择这种。

哈特博士：是的。"抗"磁共振起搏器应该称为磁共振兼容起搏系统（包括起搏器和电极导线均兼容磁共振）。这种起搏系统提高了抗电磁干扰性能，在行磁共振成像检查前程控成一定模式是安全的。

东方宝宝：对将来可能需要行磁共振成像检查的，建议安装"抗"磁共振起搏器。

老王：起搏器是怎么装进身体里的？

哈特博士：大多数情况下，起搏系统是经过静脉途径植入体内的。只需要行局部麻醉，全程患者都是清醒的，因为大部分人是右利手，所以起搏器大部分植入左侧。在左锁骨下2厘米处切开一个4厘米左右的小口，向下于皮下脂肪与肌肉之间做一个囊袋，穿刺锁骨下静脉或腋静脉，送入起搏电极导线分别到达右心房和右心室，使导线头端与心内膜接触并固定良好；然后将导线尾端与起搏器连接后放入做好的囊袋中。极少数情况，起搏电极导线是在做心外科手术的时候缝在心外膜上，连接起搏器后固定在皮下囊袋里。

老王：那导线在心脏里怎么固定呢？会不会掉下来？

哈特博士：一般心室用主动螺旋电极，电极头端右螺旋，接触心内膜后在电极尾端用夹子顺时针旋转电极，螺旋就会被旋进心肌里。既往心房用被动电极，电极头端右3个翼状的结构，会勾在右心耳凹凸不平的肌束里。术中会让患者深呼吸或咳嗽看导线张力好不好，有没有移位，如果张力正常没有移位，就把导线缝扎固定再与起搏器连接。目前，大部分患者心房也用主动电极，术后经过1～3个月，导线头端与心肌之间就长牢了，脱位的风险就小多了。所以术后1个月不能做剧烈运动，防止导线脱位。

东方宝宝：大多数情况下，起搏系统是经过静脉途径植入体内，极少数情况，起搏导线是在做心外科手术的时候缝在心外膜上。

老王：听说最近新出了"无导线起搏器"，没有导线，起搏器怎么刺激心脏呢？

哈特博士：说得很好。新型起搏器没有导线，而是将脉冲发生器与起搏电极合为一体，个头只有胶囊大小。因为起搏器和电极在一起，要直接放到心腔内才能激动心脏，所以植入路径跟传统起搏器完全不同，通过穿刺大腿根部的股静脉将起搏器送至右心室。起搏器头端有4个钩子，释放后钩子张开钩住心内膜表面的肉柱，起搏器就乖乖地待在心脏里了。

老王：这么小的起搏器，能使用几年？

哈特博士：别看起搏器很小，却有大能量，寿命一般可达10年。

老王：那如果这个起搏器没电了，怎么更换啊？

哈特博士：这个起搏器没电了，可以再经股静脉植入一枚新的无导线起搏器。

老王：这个起搏器有什么好处呢？

哈特博士：用这个起搏器不需要做皮下囊袋，也不用植入导线，就不会有导线损伤和起搏器囊袋感染的可能，而且不影响术后上肢的活动。

东方宝宝： 无导线起搏器的优势在于操作简单，创伤小，可以避免多数导线相关的并发症，但目前均为心室单腔起搏，很快会有能够感知心房的双腔起搏器，会更符合生理性。

第五章　起搏器术后注意事项

老王： 我刚刚安装好起搏器，到底能不能起床活动啊？

哈特博士： 起搏器术后 24 小时内患者应平卧在床上，大小便床上解决。起搏器植入侧的手臂可以轻微活动，但不应高举过肩膀。术后 3 天内，尽量床上平卧为好。3 天后逐渐增加活动量，可以下床走走。但无导线起搏器受限不大。

老王：我安装好起搏器出院后，总可以正常活动了吧？

哈特博士：体力活动要适量，应循序渐进，不能操之过急。术后1个月内要避免剧烈运动，但一般日常活动是不影响的，可以适当做些日常工作和家务活，也可选择如散步、慢跑、练气功、种花等低强度活动。手术1～3个月后，体质好的中青年可以恢复工作，老年患者应遵医嘱运动。

起搏器植入术后1个月内，植入侧的手臂还是应避免剧烈活动，不要高举过头。在以后的日常生活中，尽量避免用起搏器植入侧的手臂负重，俯卧撑和拉单杠等运动也应避免。

东方宝宝：术后不是不能动，早期动作幅度尽量小一些，减少电极脱位或者伤口出血等的风险。

老王：我安装好起搏器都1个多月了，也不知道起搏器是不是在正常工作，我应该多久看一次医生啊？

哈特博士：起搏器植入术后第1、3、6个月各随访一次，稳定后每年可随访一次，以确定起搏器工作是否正常及电池电量情况。在接近起搏器电池使用年限时，要缩短随访时间。如情况变化、不确定情况或怀疑起搏器工作有问题，可随时随访。

东方宝宝：起搏器是需要长期随访监测的哦，一般在起搏器植入3个月后，就会拿到植入起搏器的"身份证"，上面有植入的时间和起搏器的型号，方便患者进行随访。

老王：听说有很多外界因素可以干扰起搏器的正常工作，不知道有哪些？

哈特博士：心脏起搏器是一种精细的电子设备，它的工作性能可受到强磁场、电流的干扰，但一般电器不用担心。接听手机要放在安装部位的对侧耳朵。机械抖动的设备如按摩仪不应直接放置于安装部位上。患者应避免进入强磁场、电视和电台发射站、雷达地区、变电站、有电弧光焊接的场所，以免干扰起搏器的工作。患者也不能进行磁共振成像（磁共振兼容起搏器除外）、电热疗、磁疗等影响起搏器工作的检查和治疗。另外，外科手术电刀、心脏除颤器、冲击波碎石和经皮电刺激仪等可能会影响起搏器正常工作，治疗前应告知医生安装起搏器的情况。

老王：我安装起搏器后，还能正常乘坐飞机吗？过机场安检会有问题吗？

哈特博士：经常旅游外出，通常机场安检的金属探测器会探测到患者体内的起搏器，所以要及时向航空公司的有关人员出示相关的证明，如起搏器植入卡片，要求手工安检。绝大多数安装起搏器的人通过机场安全门或商店、图书馆防盗门时，都不会对起搏器有影响。只需按正常速度通过安全门，不要在门口徘徊或倚靠在安全门上。如果在靠近这些安全系统时感到眩晕或快速不规则心跳，只要离开这些系统，起搏器即可迅速恢复正常。

东方宝宝：起搏器植入后的患者可正常生活、旅游，记得要带好起搏器的"身份证"哦！

老王： 我怎么又出现了跟起搏器手术之前一样的头晕、眼睛发黑的情况？是不是需要及时就诊。

哈特博士： 出现以下几种情况，应及时就诊：①出现植入起搏器之前的症状，比如胸闷、气促、乏力、头晕、眼前发黑及晕厥等。②心跳频率低于医生为您设定的最低频率，比如设定的低限频率在60次/分，而您的心跳是50次/分。③使用电器时或使用电器以后，新出现的心悸、心跳强烈的感觉。④囊袋（起搏器植入的部位）出现红肿热痛或液体渗出。起搏器囊袋处皮肤比周围其他部位皮肤颜色发红，局部肿起鼓包，触感比周围皮肤热，而且感到疼痛，或有破溃、渗液等。

东方宝宝： 出现上述情况应及时就医，装了起搏器不是进了保险箱，也需要检查和随访。

186

第五篇　心脏瓣膜性疾病

第一章　瓣膜病概述

心脏瓣膜病
科普小视频

老王：心脏瓣膜是什么？
在心脏的什么位置？

　　　　哈特博士：人体的心脏分为左心房、左心室和右心房、右心室四个心腔。左心室和右心室分别接受左心房和右心房的血液，并分别将血液通过主动脉和肺动脉输送至全身和肺。心脏瓣膜生长在心房和心室之间、心室和大动脉之间，能随着心脏跳动周期性打开和关闭。当血液流过时，瓣膜（阀门）就打开，当血液流过后，瓣膜（阀门）即关闭，这样就起到了阀门的作用，保证血流单方向运动，在保证心脏的正常功能中起重要作用。

 东方宝宝：心脏瓣膜是各房室腔之间的单向阀门，保证血液随着心脏跳动向一个方向流动而不发生反流。

 老王：心脏瓣膜有什么作用？

哈特博士：人的心脏瓣膜主要功能就是保证心脏正常的射血。当心脏向大血管（主动脉）射血的时候，心脏瓣膜会开放，保证射血功能的正常进行；射血完毕以后瓣膜会关闭，不会出现血液反流。例如，左心房血液进入左心室时，二尖瓣开放；当血液充满左心室后，左心室开始收缩，二尖瓣关闭的同时，主动脉瓣开放，血液不能倒流入左心房，而一致地射向主动脉。

　　东方宝宝：心脏瓣膜是心脏内的单向阀门，保证血液只能向一个方向流动，即右心房→三尖瓣→右心室→肺动脉瓣→肺动脉→肺→左心房→二尖瓣→左心室→主动脉瓣→主动脉→全身→右心房。

　　老王：心脏有哪些瓣膜？

　　哈特博士：心脏有四个瓣膜，二尖瓣、三尖瓣、主动脉瓣及肺动脉瓣。二尖瓣位于左心房和左心室之间；三尖瓣位于右心房和右心室之间；主动脉瓣位于左心室和主动脉之间；肺动脉瓣位于右心室和肺动脉之间。

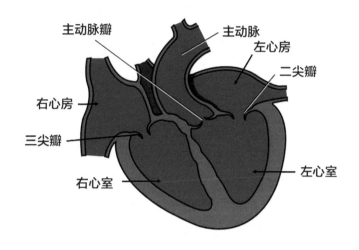

主动脉瓣　主动脉　左心房　二尖瓣　右心房　三尖瓣　右心室　左心室

老王：什么是心脏瓣膜病？

　　哈特博士：心脏瓣膜病是指由于瓣膜先天性发育异常或者各种后天获得的病变如风湿病、心肌缺血、免疫系统疾病、外伤和感染等引起心脏内单个或多个瓣膜结构或者功能异常，造成急性或慢性瓣膜狭窄或者关闭不全，严重病变可导致心脏血液动力学显著变化，并出现活动后心慌气短、疲乏倦怠、活动耐力降低或者夜间呼吸困难等临床症状。

东方宝宝：心脏瓣膜病就是瓣膜病变引起心脏功能障碍的临床综合征。

老王：心脏瓣膜病有哪些类型？

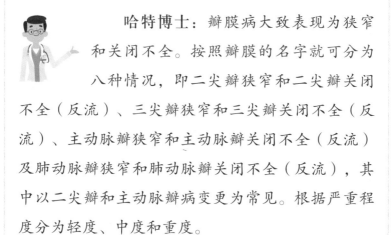

哈特博士：瓣膜病大致表现为狭窄和关闭不全。按照瓣膜的名字就可分为八种情况，即二尖瓣狭窄和二尖瓣关闭不全（反流）、三尖瓣狭窄和三尖瓣关闭不全（反流）、主动脉瓣狭窄和主动脉瓣关闭不全（反流）及肺动脉瓣狭窄和肺动脉瓣关闭不全（反流），其中以二尖瓣和主动脉瓣病变更为常见。根据严重程度分为轻度、中度和重度。

东方宝宝：瓣膜病的分类如下表。

瓣膜病的分类			
急缓	严重程度	病变位置	病变类型
急性	轻度	二尖瓣	狭窄
慢性	中度	三尖瓣	关闭不全（反流）
	重度	主动脉瓣	
		肺动脉瓣	

第二章　瓣膜病的病因

老王：瓣膜病是怎么得的？有什么原因吗？

哈特博士：心脏瓣膜病的原因有先天性和后天获得性两大类。

先天性的原因如下：①主动脉瓣单叶、二叶或四叶畸形，以二叶畸形最常见；②三尖瓣下移畸形；③先天性二尖瓣病变很少，可以表现为瓣叶交界粘连、腱索过长或过短、乳头肌融合等造成二尖瓣狭窄或关闭不全。

后天获得的原因，包括风湿性心脏病、心肌缺血、免疫系统疾病、外伤和感染等。

东方宝宝：瓣膜病的原因有先天性和后天获得性。

老王：得了瓣膜病很麻烦，会遗传吗？

哈特博士：后天获得的瓣膜病不遗传，部分先天性瓣膜病会有遗传，如主动脉瓣二叶畸形。

东方宝宝：大部分瓣膜病后天获得或发育时产生，不会遗传。

第三章　瓣膜病的临床表现

老王：瓣膜病会有什么样的症状？

哈特博士：不同的瓣膜病会有不同的症状。如果是左心系统的两个瓣膜（二尖瓣和主动脉瓣），症状较为明显，一般会出现胸闷、气急症状。具体来讲，如果主动脉瓣出现狭窄（主动脉瓣这扇门打不开），会导致血液无法顺利从心脏泵到主动脉，大量血液聚集在左心和肺里，导致肺里淤血，而全身其他脏器供血出现障碍。临床上会出现包括胸痛、血压低、气促的症状。如果是主动脉瓣关闭不全（主动脉瓣这扇门关不上），会导致左心收缩后泵到主动脉里的血又反流回左心室。长此以往，左心长期做无用功，时间长了就会导致心衰，出现胸闷、气促的症状。如果是二尖瓣狭窄（二尖瓣这扇门打不开），会导致左心房的血无法泵入左心室，大量心房内血液淤积后，进一步影响肺里的血液进入左心房，导致肺淤血，从而产生胸闷、气促等症状。如果肺淤血过多，导致肺动脉压力增高，可以引起肺动脉瓣的关闭不全，进一步影响到心瓣膜系统。如果是二尖瓣关闭不全（二尖瓣这扇门关不上），在左心室收缩时，大量血液会反流到左心房，同样导致肺淤血，出现胸闷、气促等症状。右心系统的两个瓣膜病变，相对症状较少，但会出现食欲缺乏、下肢水肿、肝脾肿大等情况。

东方宝宝：不同的瓣膜病，症状会有不同。

老王： 瓣膜病为什么会引起心衰？

　　哈特博士： 瓣膜病中，引起心衰的主要是主动脉瓣病变及二尖瓣病变。

　　主动脉瓣病变包括主动脉瓣狭窄和关闭不全。主动脉瓣狭窄（门打不开）时，大量的血液滞留在左心室内，心室需要用更大的收缩才能把血输送出去。长期的心肌超负荷工作，最终出现心衰。主动脉瓣关闭不全（门关不上），心脏泵出的血反流入左心室，心脏仿佛做无用功，时间长了也会导致心衰。

　　二尖瓣引起心衰同样包括狭窄和关闭不全两个原因。二尖瓣狭窄时，来自肺循环的血液无法通过二尖瓣进入左心室，导致肺淤血，出现胸闷、气促的心衰症状。如果是二尖瓣关闭不全，每次左心室收缩时，大量血液会从心室反向进入左心房，然后这些血液又进入左心室，长时间的心肌疲劳，出现心衰。

东方宝宝：长期的瓣膜狭窄或瓣膜反流导致心室负荷过重可出现心衰。

老王：医生说我有心脏杂音，可能是瓣膜出了问题，是这样吗?

哈特博士：如果听诊出现心脏杂音，可能是瓣膜出了问题，但也不一定。心脏的杂音可以分为生理性的和病理性杂音。生理性杂音就是正常状态下出现的，一般没有危害，声音也比较轻柔，主要是心脏收缩力过强使得血流太快造成的，心脏也不会产生异常，可以不用在意。这种情况多发生在剧烈运动、情绪亢奋激动的强壮年身上，贫血和甲亢患者也会出现此类情况。但是，究竟是生理性杂音，还是病理性杂音需要到医院进行专科检查，心脏超声检查往往对这些杂音的来源及良、恶性判断有重要的意义。

东方宝宝：发现心脏杂音需到医院做心脏超声检查。

 老王：体检发现心脏瓣膜有反流，要紧吗?

 哈特博士：瓣膜反流很常见。瓣膜就好比是带有铰链的门。一扇门反复开个几十年后，铰链有些松弛是很正常的。因此，如果出现一些反流，只要不是中重度反流，一般没有很大问题。如果出现中重度以上的反流，特别是伴有胸闷、气促、胸痛的症状，心脏扩大，就需要高度重视，应及时就诊。如果仅仅是轻中度的反流，不需要过度担心，定期随访心超检查即可。

 东方宝宝：心脏瓣膜反流程度严重的，需要及时到医院就诊；中度以下的反流，可以定期行心脏超声检查。

老王：瓣膜病患者为什么会气喘？

哈特博士：瓣膜病患者气喘的原因是左心系统瓣膜出现各种问题后，来自肺循环的血液无法有效通过左心系统进入体循环（除了肺之外的全身各脏器）。因此，大量的血液淤积在肺里，出现肺水肿表现。同时，过多的血液淤积，容易产生肺炎，更加加重了气喘的表现。

东方宝宝：严重瓣膜病会使得心肺循环出现障碍而表现为胸闷、气促。

第四章　瓣膜病的诊断和治疗

老王：怎么确定自己是不是心脏瓣膜病？

哈特博士：瓣膜病的检查方法很多，有X线检查、心电图、超声心动图及心导管检查，X线、心电图和超声心动图检查都是无创的检查。其中，超声心动图检查具有直观的图像，能够清晰地显示心脏瓣膜情况；而心导管检查则是有创操作，是在考虑介入或是手术治疗的时候应用较多。

东方宝宝：超声心动图检查就是利用超声波的穿透特性来检查心脏和大血管的解剖结构及功能状态的一种无创性辅助诊断技术，是临床上首选的检查方式。

老王：检查报告说我有二尖瓣反流，那要不要紧？有没有药物可以治疗？

哈特博士：二尖瓣反流根据反流持续时间分为急性和慢性，根据反流的程度分为轻度、中度和重度；急性的反流，因为发生突然，所以不论什么程度的反流，都有一定的风险性，严重的甚至会有生命危险；而慢性反流，因为反流发生缓慢，持续时间较长，心脏逐渐"适应"了这种状态，因此，危险性相对较低，但即便如此，也需要定期随访，复查超声心动图，并在感到呼吸急促、胸闷等不适时，及时就医。对于二尖瓣反流，或是其他瓣膜病，都没有特定的药物来治疗，所谓的药物治疗只是针对胸闷、气促等症状的治疗。

东方宝宝：二尖瓣反流就是二尖瓣关闭不全所造成的一种在心脏射血时血液双向流动的表现。

老王：瓣膜病需不需要手术治疗？

哈特博士：手术治疗是恢复瓣膜功能的根本措施，但并不是所有的瓣膜病患者都需要手术，只有在瓣膜病变严重或伴有较严重的心功能不全的时候才考虑手术治疗。

老王：听说瓣膜病可以行微创介入治疗，效果怎么样？

哈特博士：心脏瓣膜病可以进行微创介入治疗，目前来说最成熟的就是经皮二尖瓣狭窄的球囊扩张术；另外一种瓣膜微创介入治疗也比较流行，那就是经皮或者经胸的微创主动脉瓣置换手术（TAVI）。目前，瓣膜微创治疗相比常规外科手术，具有损伤小、术后恢复快等优势，同时也有着良好的治疗效果。

东方宝宝：瓣膜病的微创介入治疗是一种全新的治疗方式，具有传统手术治疗和药物治疗无法比拟的优势。

老王：瓣膜病手术后需要注意什么？

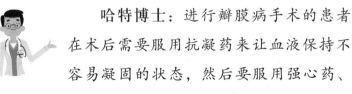

哈特博士：进行瓣膜病手术的患者在术后需要服用抗凝药来让血液保持不容易凝固的状态，然后要服用强心药、利尿药或降低心率的药物来促进排尿、减轻心脏负担；在饮食上要注意控制进水量，补充高蛋白、低脂类食物等，最后要慢慢增加活动量。

东方宝宝：外科手术的患者除了药物治疗外，还需要注意恢复期间的合理饮食和适量运动，定期随访。

 老王：怎样可以预防瓣膜病呢？

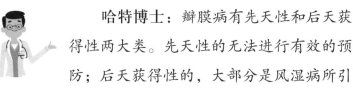 **哈特博士**：瓣膜病有先天性和后天获得性两大类。先天性的无法进行有效的预防；后天获得性的，大部分是风湿病所引起的，所以预防心脏瓣膜病，就要远离能够造成风湿性心脏病的因素，比如预防上呼吸道感染等。另外，平时应合理饮食，适量锻炼，增强免疫力。对于老年性心脏瓣膜病，因其与血脂高、动脉粥样硬化有关，所以平时要控制血压、血脂、血糖，戒烟、戒酒。

 东方宝宝：预防瓣膜病，要保持充足的睡眠，适当的锻炼及合理的饮食。

第六篇 先天性心脏病

第一章 先天性心脏病简介

老王：经常听说先天性心脏病，到底先天性心脏病有哪些？临床上发病很多吗？

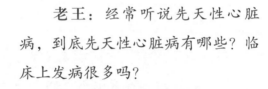

哈特博士：正常的心脏有两个心房和两个心室，中间分别用房间隔和室间隔分开的，而且心脏的连接血管都是按照有序的排列相连的。如果上述的任何结构发生先天性的缺损或者大血管移位等都称为先天性心脏病，临床上包括常见的房间隔缺损、室间隔缺损及

动脉导管未闭等。先天性心脏病发病率占出生活婴的 0.4% ~ 1%。因此，我国每年新增先天性心脏病患者至少 15 万 ~ 20 万。

 东方宝宝： 房间隔缺损、室间隔缺损及动脉导管未闭属于临床上常见类型的先天性心脏病。

老王： 我的邻居有先天性心脏病，现在结婚后担心能否生育，即使怀孕后也怕小孩有这个病。

 哈特博士： 一般来说父母患有先天性心脏病，通常对生育没有明显影响。但是，孩子先天性心脏病的患病率会增加，但并不是说孩子一定会出现先天性心脏病，该病属于多基因遗传及环境等因素综合作用的结果。所以让患者不要担心自己的生育，孕前和产前一定要咨询专业医生，早期做好孕前筛选，合理健康的生活方式，一定会有健康宝宝的出生。

东方宝宝： 先天性心脏病对生育一般没有影响，早期孕前筛查等手段可以降低宝宝患有先天性心脏病的风险。

老王： 患者要进行产前检查，常规检查包括哪些？

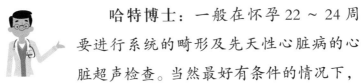

哈特博士： 一般在怀孕22～24周要进行系统的畸形及先天性心脏病的心脏超声检查。当然最好有条件的情况下，双方父母接受遗传学检查，结合孕妇的羊水穿刺进行综合分析。

东方宝宝：先天性心脏病可以早期进行遗传及心脏超声筛查。

老王：我的邻居患有先天性心脏病可以进行体育锻炼吗?

哈特博士：大部分先天性心脏病患者通过及早的手术或者介入干预后，心脏结构及功能正常的情况下，和正常人一样进行体育锻炼，生活和运动不受影响。当然对于严重、复杂的先天性心脏病，而且未经过任何治疗合并有严重结构及功能改变的患者，需要在医生的指导下进行体育锻炼。

东方宝宝：先天性心脏病患者一般可从事低中强度的体育活动。

老王：得了先天性心脏病，不进行治疗会产生哪些后果？

哈特博士：正常的心脏才能拥有正常的功能，满足人体的生理及活动状态的日常需要。如果发现了严重的先天性心脏病，长期的结构改变会产生心功能的下降及心律失常等并发症。因此，一旦发现，及时就医，部分患者可以通过接受微创介入或者外科手术治疗。

东方宝宝：先天性心脏病及早发现、尽早进行干预，使心脏和大血管的结构恢复正常。

健房心动
用心爱心

第二章 房间隔缺损

老王：什么是房间隔缺损啊？是什么原因造成的？

哈特博士：正常的心脏有两个心房，中间由房间隔分隔开。在胚胎发育过程中，左、右心房之间遗留孔隙就称为房间隔缺损，可以单独发生，也可与其他类型的心血管畸形并存。发病原因往往与先天发育有关。胚胎发育过程中，原始房间隔下缘残留一间隙，形成原发孔房间隔缺损。或者由于原始房间隔上部吸收过多、继发孔过大或继发隔生长发育障碍，不能盖住继发孔，就会出现继发孔房间隔缺损。一般经胸心脏超声检查都可以明确，部分较复杂的病变可能需要经食管超声检查才能进一步明确。

东方宝宝：房间隔缺损是属于先天性心脏病。

老王：如果得了房间隔缺损会有些什么表现呢？

哈特博士：早期往往没有明显的症状及体征，但活动不受限制，容易感冒。一般体检时不易发现，听诊杂音不明显。后期会出现气急、心悸及乏力等，症状加重可能会出现房颤、房扑等心律失常和充血性心衰、肺动脉高压表现。巨大房间隔缺损或出现肺动脉高压时可听到杂音。

东方宝宝：房间隔缺损早期往往无明显症状及体征，当合并有心功能不全、心律失常及肺动脉高压等情况时，可通过体检发现，常规心脏超声检查多可明确诊断。

老王：房间隔缺损如何治疗？哪些患者需要治疗呢？

哈特博士：由于房间隔缺损属于先天性疾病，药物治疗不能起到根治作用，主要是缓解一部分症状。对于出现临床症状和血流动力学分流的患者，可以考虑采用药物治疗和非药物治疗。

东方宝宝：5毫米以下的房间隔缺损如果没有临床症状或明显血流动力学分流可以不治疗，但对于出现临床症状和血流动力学分流的患者，需要尽快接受治疗。

老王：具体有哪些治疗方法？可以不开刀吗？

哈特博士：由于房间隔缺损药物治疗没有很好的效果，一般的治疗方式主要包括外科手术和内科经导管封堵术。对于继发孔型房间隔缺损，伴有症状或显著的分流，或者一些小房间隔缺损，因为反复栓塞造成卒中、一过性脑缺血发作、周围血管栓塞等的可以考虑封堵治疗。当然也并不是所有的房间隔缺损都适合封堵术，需要结合缺损的部位、类型、肺血管阻力、是否合并其他需要外科手术的心脏畸形等。

东方宝宝：目前，大部分房间隔缺损患者能够通过经导管封堵术治愈，少部分不适合封堵术的患者需要接受外科手术治疗。

老王：那房间隔缺损封堵术成功率怎么样？

哈特博士：最早的数据显示封堵术后 24 小时随访完全闭合率在 80%，随着封堵器的改进和置入技术的提高，结果越来越令人满意。2001 年美国的数据显示手术成功率高达 97.6%，术后 24 小时、6 个月及 12 个月完全闭合率分别在 96.7%、97.2% 及 98.5%，成功率还是非常高的。

东方宝宝：总体而言，房间隔缺损封堵术的成功率还是非常高的。

老王：房间隔缺损这个毛病预后怎么样？

哈特博士：房间隔缺损患者预后与缺损的类型、分流量大小及是否合并有其他类型的心脏畸形有关。多数可生长至成年，但寿命相对缩短，往往死于充血性心衰。手术或者封堵后由于血流动力学的改善，患者症状明显减轻或消失，其长期生存率与正常人对比无显著差异。但合并有心功能不全、心律失常或肺动脉高压的患者，手术死亡率相对较高，甚至尽管成功接受了手术或封堵，已有的肺动脉高压和右心室肥大依然存在，但部分患者心脏功能可得到改善，其长期存活率也明显高于未手术或封堵患者。

东方宝宝：房间隔缺损患者预后与缺损的类型、分流量大小对血流动力学影响有关。

老王：房间隔缺损如果已经做过了封堵，还需要注意些什么？

哈特博士：一般封堵术后 1 个月内不建议剧烈运动。由于封堵器需要内皮化以减少血栓发生，所以封堵术后需要抗血小板药物治疗 6 个月。推荐封堵术后 1、6、12 个月进行超声心动图检查，以评估有无残余分流、封堵器位置、表面有无血栓及对周围结构的影响等。

东方宝宝：封堵术后建议长期随访，短期内需要抗血小板治疗预防器械血栓，1 个月内应避免剧烈运动。

第三章　室间隔缺损

老王：我怎么会患上室间隔缺损这个病？还有没有希望自行闭合？

哈特博士：室间隔好比分隔两个房间的墙壁，正常情况下胎儿期完全长成，如果胚胎发育过程中不能完全闭合，就犹如"墙壁"上的小洞，导致心室水平异常血液分流，严重者会引起肺动脉高压、心衰。小的室间隔缺损有可能在2～3岁自行闭合，但以后自然闭合的可能性极小。

东方宝宝：室间隔缺损是一种常见的先天性心脏畸形，如持续存在，需积极干预。

老王：室间隔缺损患者会有哪些表现？

哈特博士：缺损小，一般无症状；缺损大，可表现为心脏杂音、发绀、体力差、易患呼吸道感染、心衰、杵状指

（趾）、红细胞增多症、肺动脉高压及发育障碍等。

 东方宝宝：室间隔缺损的临床表现与缺损大小密切相关。

 老王：我需要做哪些检查才能知道自己是不是得了室间隔缺损？

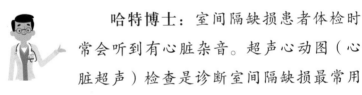 **哈特博士**：室间隔缺损患者体检时常会听到有心脏杂音。超声心动图（心脏超声）检查是诊断室间隔缺损最常用的检查手段，可以明确诊断并判断疾病严重程度。此外，心电图、胸片、心导管检查有助于评估病情。

 东方宝宝：心脏超声检查对于诊断室间隔缺损至关重要。

老王：室间隔介入封堵治疗与外科开胸手术相比具有哪些优势？

哈特博士：室间隔缺损封堵术采用局部麻醉，介入治疗方法简便、安全，不用开胸，手术时间短，创伤小，不留瘢痕，痛苦小，并发症少，一般术后 2 ~ 3 天就可以出院。

东方宝宝：对于符合适应证的患者而言，介入封堵治疗具有独特优势。

老王：像我这样的成年人若被确诊为室间隔缺损，什么情况下可以考虑行介入封堵术治疗？

哈特博士： 如果发现室间隔缺损，能不能做介入封堵术，还需要超声检查明确具体类型。如果是膜周部缺损，适应证包括：①有血流动力学异常的单纯性室间隔缺损，直径 >3 毫米且 <14 毫米；②室间隔缺损上缘距主动脉右冠瓣 ≥ 2 毫米，无主动脉右冠瓣脱入室间隔缺损及主动脉瓣反流；③超声在大血管短轴五腔心切面 9 ～ 12 点位置。还有可以考虑介入封堵的适应证包括肌部室间隔缺损 >3 毫米；外科手术后残余分流。

禁忌证包括： ①巨大室间隔缺损、缺损解剖位置不良，封堵器放置后可能影响主动脉瓣或房室瓣功能；②重度肺动脉高压伴双向分流；③合并出血性疾病、感染性疾病或存在心、肝、肾功能异常及栓塞风险等。

老王：发现室间隔缺损，什么时候治疗最为合适？

哈特博士：一般室间隔缺损直径>10毫米者，建议在 2～3 岁前行心脏介入封堵或外科手术，小的室间隔缺损可在学龄前期予以处理，若很小的室间隔缺损（直径 <3 毫米），X 线、心电图和心超检查均无房室增大表现，肺动脉压力正常者，可不必手术，但注意预防感染性心内膜炎，并随访心腔的大小。

东方宝宝：一般来讲，3 岁以上患者只要发现室间隔缺损，越早治疗越好，对心脏大小和心功能影响小，对患者心理成长带来的影响也较小。

老王：室间隔缺损封堵术

有没有风险？成功率高吗？

哈特博士：随着技术及器械的不断改进，室间隔缺损封堵术成功率大大提高，介入封堵膜周部室间隔缺损成功率达 95% 以上。但仍存在一定风险，常见并发症包括残余分流、血栓或气体栓塞、血管并发症及感染、心律失常（房室传导阻滞）、影响瓣膜功能等。

东方宝宝：总体而言，介入封堵术成功率高，安全性好，并发症低于外科手术。

老王：如果我已经做了室间隔缺损封堵术，还需要来复查吗？

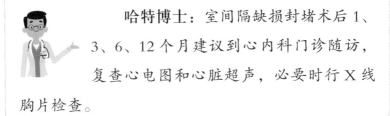

哈特博士：室间隔缺损封堵术后1、3、6、12个月建议到心内科门诊随访，复查心电图和心脏超声，必要时行X线胸片检查。

东方宝宝：术后要坚持定期门诊随访。

老王：室间隔缺损封堵术成功后还需要继续服药吗？

哈特博士：室间隔缺损封堵术后需规律服用阿司匹林，等待封堵器内皮化完成之后就可以停药了，这个过程一般是半年左右。服药期间如有牙龈出血、黑便、胃肠道反应或皮肤出血等表现，要及时就医。

东方宝宝：术后要在医生指导下规律服用阿司匹林。

第四章　动脉导管未闭

老王：什么是动脉导管未闭？

哈特博士：动脉导管是连接肺动脉总干与降主动脉的通道，是胎儿时期血液循环的主要渠道，好比连接两条马路之间的小道。正常情况下80%的胎儿在3个月内就会逐步自然闭塞，一般最迟不超过1年，在1周岁后仍未闭合则为动脉导管未闭。

东方宝宝：动脉导管未闭是一种常见的先天性心脏畸形，约占先天性心脏病的15%。

如果胎儿发育过程中不能完全闭合，会导致主动脉血液经未闭合的动脉导管分流至肺动脉，严重者会引起肺动脉高压和心衰症状，需要积极干预。

老王：动脉导管未闭的患者有哪些症状？

哈特博士：动脉导管未闭是否产生症状取决于分流量大小。分流量小者，可无症状；中等分流量者，患儿常有乏力，活动后心悸、胸闷及气喘等症状；分流量大者，可导致严重的肺动脉高压和右向左分流，患儿多有青紫等严重缺氧症状，临床症状严重。

东方宝宝：动脉导管未闭的临床表现与分流量大小密切相关，一旦确诊需要积极处理,否则不仅会使患儿产生乏力、胸闷及气促等症状,还会影响生长发育。

老王：我需要做哪些检查才能明确是否存在动脉导管未闭？

哈特博士：动脉导管未闭患者在体检时容易在胸骨左缘第2肋间偏外侧闻及响亮的连续性机器样杂音，通常向左上颈背部传导，严重者可触及收缩期或连续性细震颤。心脏超声检查是发现动脉导管未闭最重要的检查，可以明确诊断并判断疾病严重程度和确定解剖形态。此外，心电图、胸片、心导管检查有助于评估病情。

东方宝宝：婴幼儿体格检查闻及胸骨左缘第2肋间偏外侧闻及响亮的连续性机器样

杂音是发现动脉导管未闭的最初筛查手段，而心脏超声检查对于诊断动脉导管未闭及其严重程度最为重要。

老王：得了这种病，主要用什么方法治疗呢？是不是每个患者都可以采用这种方法？

哈特博士：新生儿时期发现动脉导管未闭可使用吲哚美辛治疗促进闭合，部分患儿可在出生后1周左右闭合。除此之外的情况主要选择介入封堵治疗。不过也并不是所有患者都能接受这种治疗的，譬如患者存在感染性心内膜炎、心脏瓣膜或动脉导管内长有赘生物；严重肺动脉高压出现右向左分流；合并需要外科手术矫治的心内畸形及合并其他不宜手术和介入治疗疾病的患者。

东方宝宝： 动脉导管未闭确诊后如无禁忌证应尽早予以封堵和手术干预。目前，介入封堵术已成为首选的治疗措施，不适合做封堵术者，则行外科手术纠治。

老王： 像我这样的成年人若被确诊为动脉导管未闭，如何选择合适封堵时机？

哈特博士： 如果发现动脉导管未闭，目前建议只要确诊动脉导管未闭的患者，体重 ≥ 4 千克，手术不宜犹豫延误，都应该在学龄前行介入封堵治疗，除非有禁忌证或合并需要外科手术治疗的其他心脏畸形。

东方宝宝： 动脉导管未闭一经诊断就必须进行治疗，而且大多数能够通过介入方法治愈。

老王：介入封堵术有没有风险？成功率高吗？

哈特博士：介入封堵术的风险主要有：①封堵器的脱落，发生率约 0.3%；②溶血，发生率 0.8%；③残余分流和封堵器移位；④血管并发症及术后心律失常等。随着技术及器械的不断改进，动脉导管未闭介入封堵术成功率大大提高，成功率高达 98%，仅有极少数病例失败。

东方宝宝：总而言之，介入封堵术成功率高，安全性好，所以不需要太担心！

老王：动脉导管未闭介入封堵术后预后如何呢？

哈特博士：除少数病例已发展至晚期失去手术和介入治疗机会外，总体预后良好。

东方宝宝：既然预后不错，一经确诊就更要积极治疗！

老王：如果已经做了动脉导管未闭介入封堵术，术后需要注意什么？怎样进行复查？

哈特博士：介入封堵术后，血管穿刺局部需要沙袋压迫止血4～6小时，卧床12～24小时，静脉给予抗生素2天。注意观察穿刺部位是否有出血，是否存在溶血情况？术后第2天还需复查心脏超声心动图，明确是否存在残余分流情况，术后 1、3、6 个月至 1 年也应复查超声心动图。

东方宝宝：术后要坚持定期门诊随访。

老王：艾森门格综合征又是什么病？

哈特博士：艾森门格综合征严格意义上讲是一组先天性心脏病发展的后果。如动脉导管未闭持续存在，肺动脉高压进行性发展，原来的左向右分流变成右向左分流，从无发绀发展至有发绀时，即可称之为艾森门格综合征。因此，本征也称之为肺动脉高压性右向左分流综合征。

东方宝宝：艾森门格综合征是动脉导管未闭的最终结局，此时已失去手术治疗机会，预后不良。所以进一步提醒我们，患儿动脉导管未闭一经确诊一定要尽早、积极治疗啊！

图书在版编目(CIP)数据

健康心动 用心爱心/钱菊英主编;上海市医学会组编. —上海:复旦大学出版社,
2021.7
ISBN 978-7-309-15500-6

Ⅰ.①健… Ⅱ.①钱… ②上… Ⅲ.①常见病-问题解答 Ⅳ.①R4-44

中国版本图书馆 CIP 数据核字(2021)第 138810 号

健康心动 用心爱心
钱菊英 主编
上海市医学会 组编
责任编辑/王 瀛

复旦大学出版社有限公司出版发行
上海市国权路 579 号 邮编:200433
网址:fupnet@fudanpress.com http://www.fudanpress.com
门市零售:86-21-65102580 团体订购:86-21-65104505
出版部电话:86-21-65642845
上海丽佳制版印刷有限公司

开本 890×1240 1/32 印张 7.625 字数 123 千
2021 年 7 月第 1 版第 1 次印刷
印数 1—11 000

ISBN 978-7-309-15500-6/R·1892
定价:50.00 元